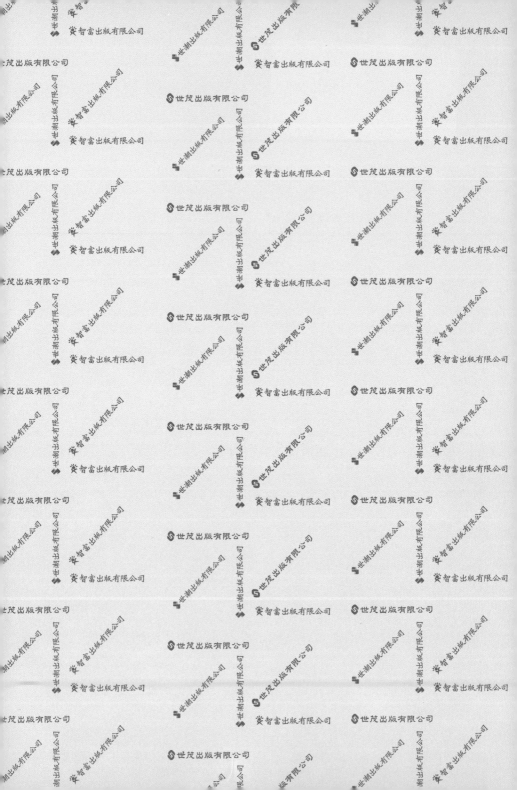

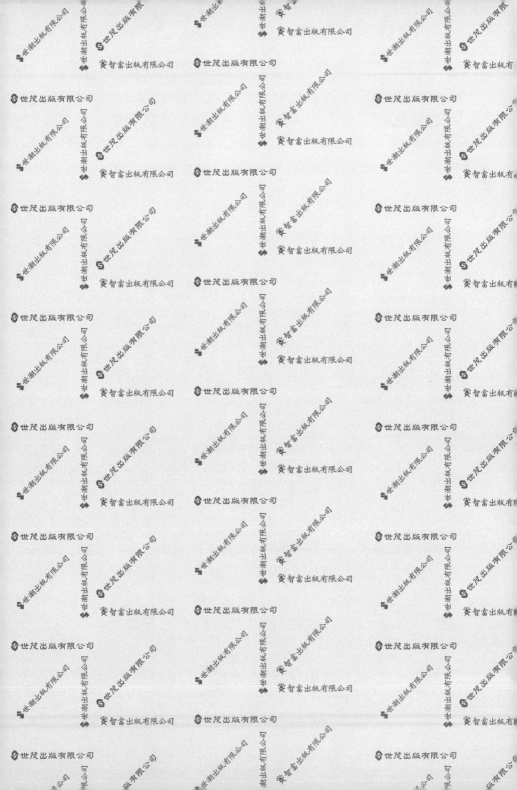

糖尿病

Q&A

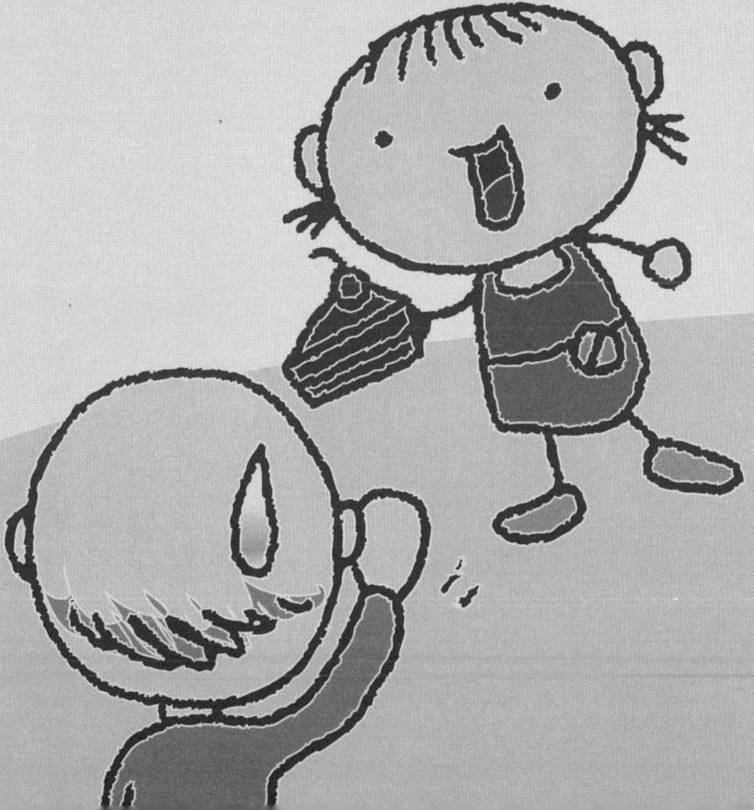

前言

近幾年來罹患糖尿病的人數急劇增加，主要原因是民眾飲食歐美化，加上大眾運輸工具普及等因素造成運動量不足。糖尿病初期沒有明顯症狀，若置之不理則會產生各種併發症，是一種極爲棘手的疾病。相對於許多以手術與藥物療法爲主的疾病，糖尿病可以注射胰島素來改善病情。此外，調整飲食、適度地運動、控制體重以及生活習慣正常化，都是改善病情的基本重點。總之，糖尿病是不可輕忽的疾病。

糖尿病一旦發作，幾乎一輩子都得和它糾纏。所以，覺得自己可能罹患糖尿病的人，必須立刻檢視是否有不良的生活習慣，並且加以調整。治療糖尿病最重要的是養成良好的生活習慣，各種飲食與運動療法必須持之以恆，不可因爲病情稍微緩和就鬆懈。

本書將介紹糖尿病的基本知識，以及說明如何透過飲食療法與運動療法有效控制血糖。爲了方便讀者迅速吸收資訊，我們使用各種圖表，並且針對糖尿病患者可能產生的疑問，用Q&A的方式提供解答，希望能幫助患者改善糖尿病症況。

總之，必須先了解糖尿病是怎樣的疾病，然後學習各種控制血糖的方法。讀者若能藉由本書掌握這些知識與基本觀念，就可以有效控制糖尿病，擁有健康的身體。

赤沼　安夫

專門醫學答問 Q&A 糖尿病 目次

前言 …… 2

第1章 糖尿病的症狀 …… 7
糖尿病的自覺症狀 …… 8
疑似罹患糖尿病的狀況 …… 12
◎糖尿病的惡化與主要症狀 …… 16
糖尿病症狀的Q&A …… 17

第2章 徹底了解糖尿病 …… 23
糖尿病是怎樣的疾病？ …… 24
糖尿病真正可怕的是併發症 …… 28
持續增加的糖尿病患者 …… 30
糖尿病主要有四類 …… 34
1型糖尿病 …… 38
2型糖尿病 …… 40
◎形成高血糖的原因 …… 44

第3章 為什麼會罹患糖尿病 …… 45
糖尿病與遺傳的關係 …… 46

糖尿病與環境的關係……50
糖尿病與肥胖的關係……52
◎判定肥胖的三種方法……55
糖尿病原因的Q&A……60

第4章 糖尿病的檢查……65

關於糖尿病的檢查……66
問診的內容與意義……68
尿糖檢查……72
血糖檢查……74
糖尿病狀態的調查……78
糖尿病併發症的檢查……82
糖尿病檢查的Q&A……85

第5章 飲食療法……87

避免糖尿病惡化的飲食療法……88
靈活運用食物代換表……90
長期進行飲食療法的正確做法……98
◎GI值一覽表……102
穀物・麵包類・麵類・豆類／102　肉類・魚類・乳製品等／103
水果・糕餅・飲料類・調味料等／104　蔬菜・芋薯類・香菇類等／105

◎如何達成一千六百大卡的飲食目標 106
◎糖尿病患者的標準一週菜單（每日一千六百大卡） 108
飲食療法的Q＆A 110

第6章 運動療法 115
運動療法的效果 116
不適合進行運動療法的情況 118
如何選擇適當的運動？ 120
◎各種運動項目的熱量消耗表 123
散步的效果 124
運動的注意要點 126
運動療法的Q＆A 133

第7章 藥物療法 139
藥物療法的基本原則 140
糖尿病口服藥的種類 142
◎糖尿病主要口服藥劑種類 148
胰島素療法 150
胰島素製劑的種類 152
併發症的治療藥物 160
藥物的副作用 162

藥物療法的Q&A 164

第8章 低血糖相關問題 175
什麼是低血糖？ 176
生活習慣的Q&A 183

第9章 糖尿病的併發症 191
可怕的併發症 192
糖尿病性視網膜病變 196
糖尿病性腎病變 200
糖尿病性神經病變 206
其他主要併發症 209
併發症的Q&A 214

索引 223

1

糖尿病的症狀

糖尿病出現自覺症狀，代表病情已經相當惡化。
糖尿病最可怕的地方在於初期階段沒有明顯症狀。

糖尿病的自覺症狀

糖尿病初期階段幾乎不會有自覺症狀，但隨著病情惡化，全身會開始出現各種症狀。所以，懷疑自己可能罹患糖尿病的人，不妨根據下列方法仔細觀察。

是否有如下各種自覺症狀？

糖尿病（※）初期階段幾乎沒有任何自覺症狀。因此，除非疾病已經相當惡化或者出現併發症，否則很容易被忽略。

所以，了解自己是否有罹患糖尿病的徵兆非常重要。檢測的做法可根據下列檢測表，一一確認有無自覺症狀。

※本書提到的「糖尿病」若無特別說明，指的是2型糖尿病。

自覺症狀檢測表

1 容易疲勞，身體酸痛。

YES□　**NO**□

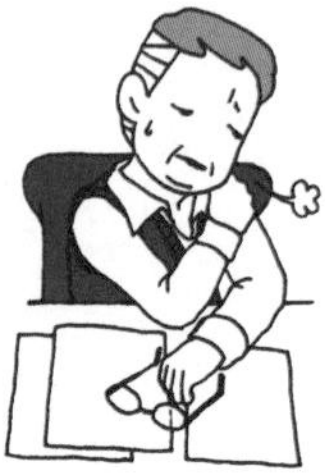

2 飯後很快又感到肚子餓。

YES□　**NO**□

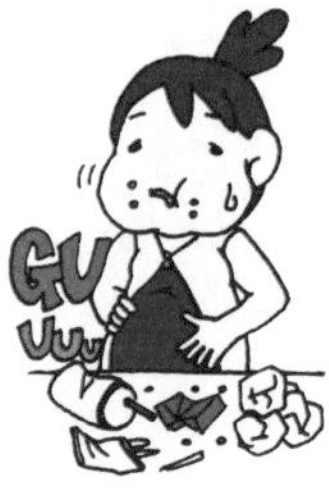

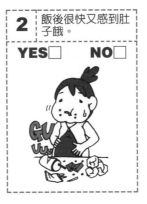

3 容易口渴，一直想喝水。

YES□　**NO**□

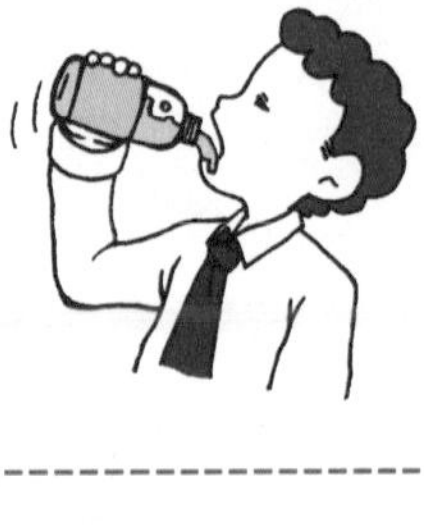

4 食量不小，卻還是愈來愈瘦。

YES□　**NO**□

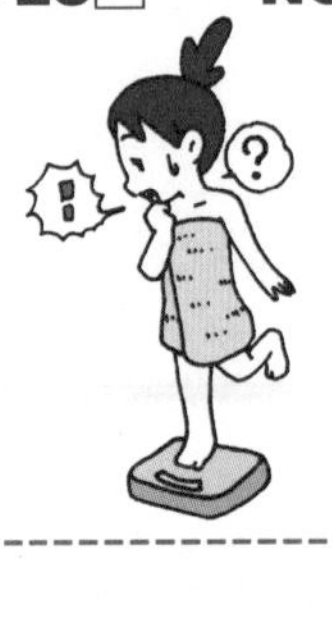

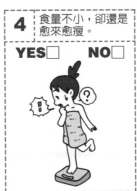

5 頻尿，尿量很大。

YES☐ **NO**☐

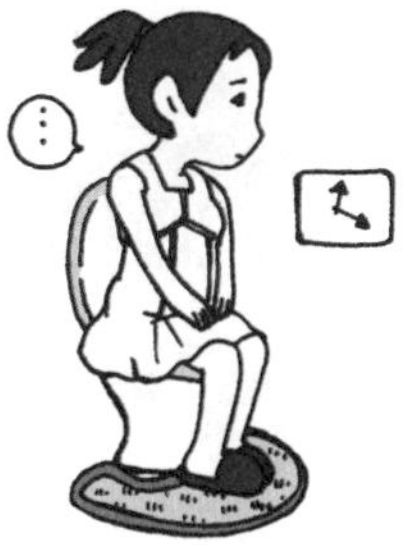

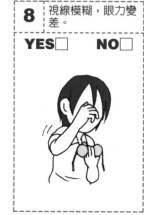

6 皮膚容易紅腫。

YES☐ **NO**☐

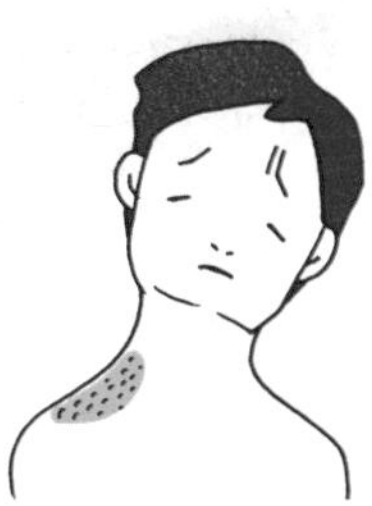

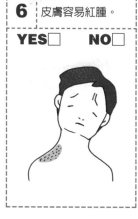

7 手腳容易酸麻。

YES☐ **NO**☐

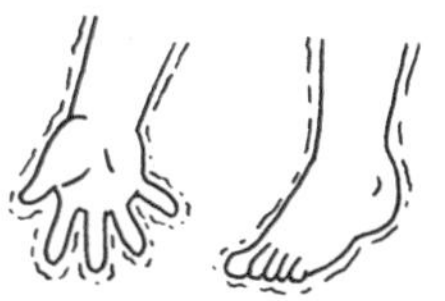

8 視線模糊，眼力變差。

YES☐ **NO**☐

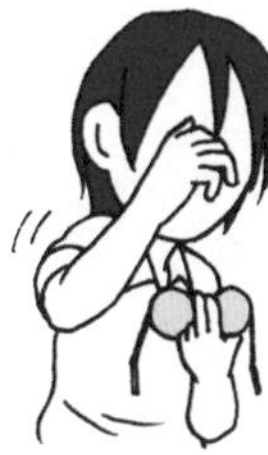

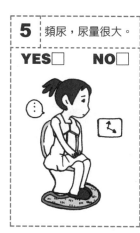

9 傷口容易化膿。

YES☐ **NO**☐

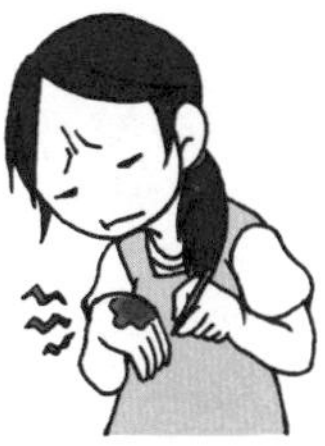

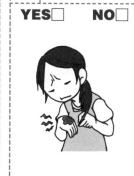

10 手腳容易發熱或發冷。

YES☐ **NO**☐

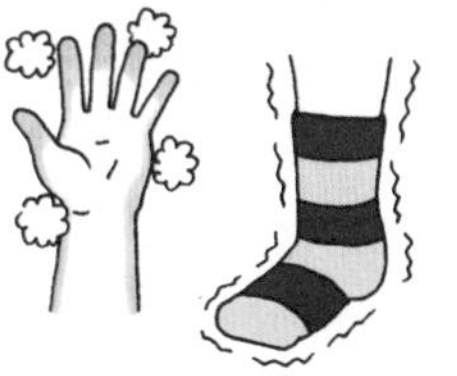

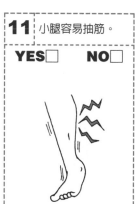

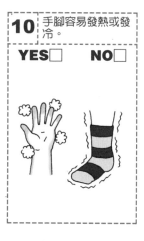

11 小腿容易抽筋。

YES☐ **NO**☐

12 血壓逐漸上升。

YES☐ **NO**☐

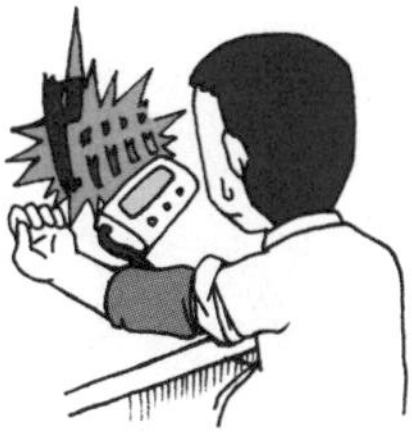

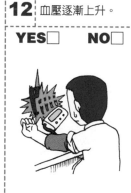

13 完全不流汗，或者只有部分部位流汗。

YES☐ **NO**☐

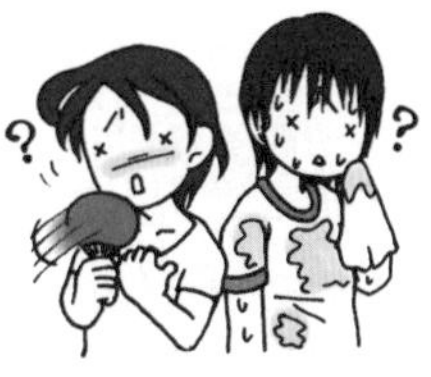

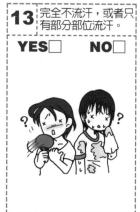

14 常常便秘或拉肚子。

YES□ NO□

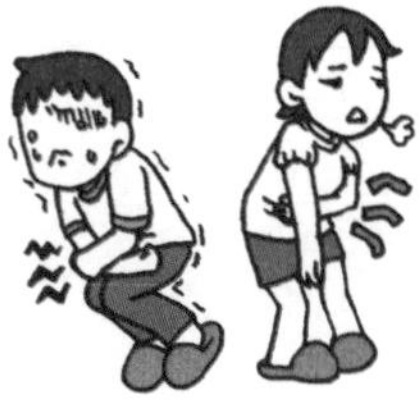

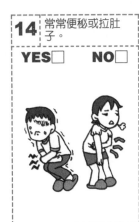

15 站著容易昏眩、四肢無力。

YES□ NO□

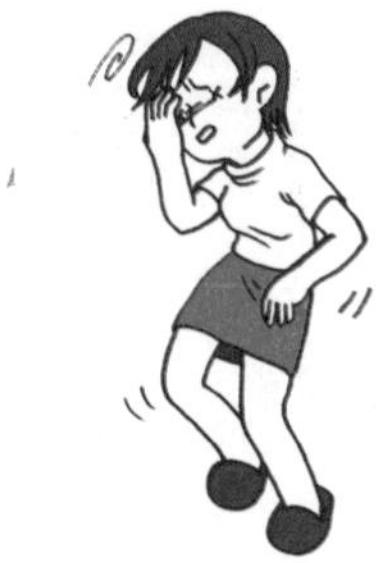

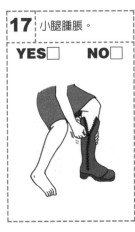

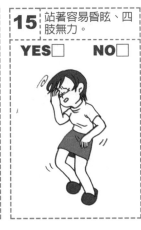

16 食慾不振。

YES□ NO□

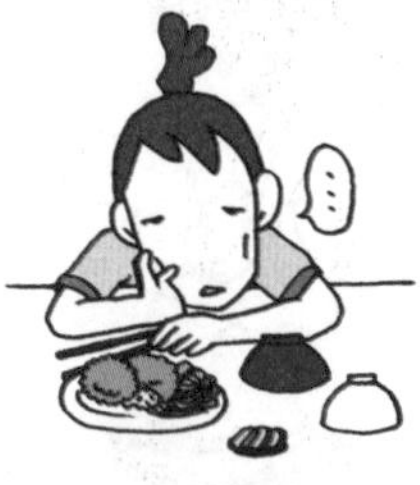

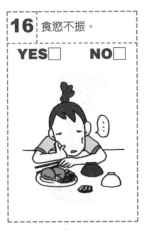

17 小腿腫脹。

YES□ NO□

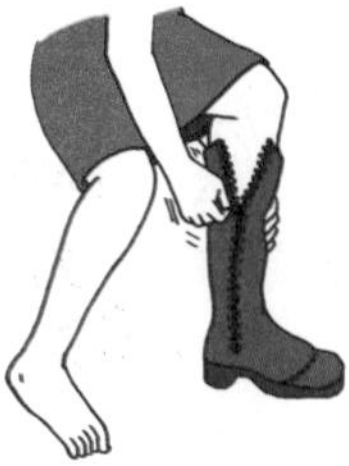

18 總是有殘尿感。

YES□ NO□

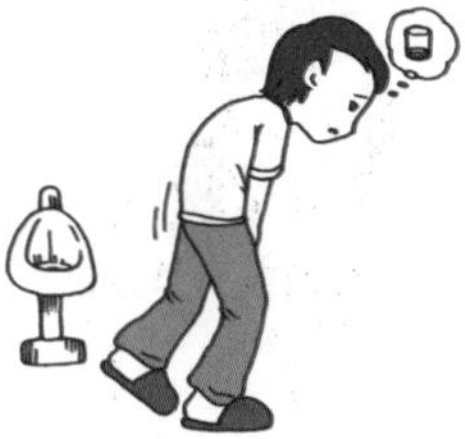

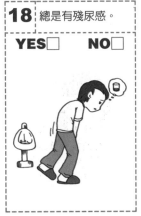

19 手腳會有類似被刺到的疼痛感。

YES□ NO□

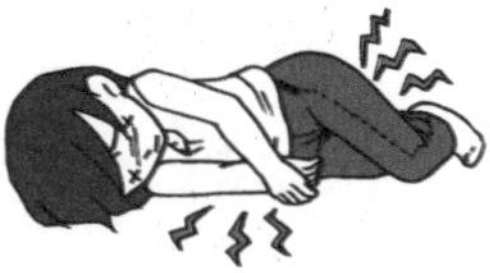

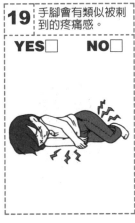

20 容易感冒。

YES□ NO□

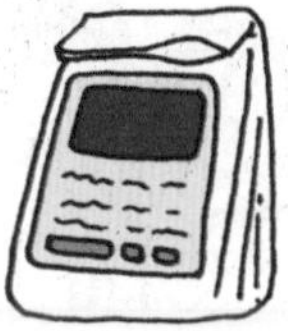

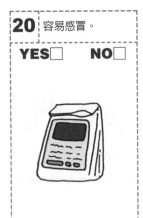

21 出現勃起障礙。

YES□ NO□

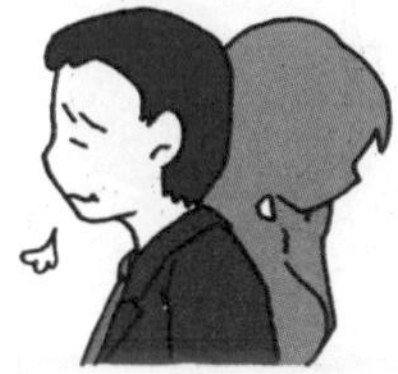

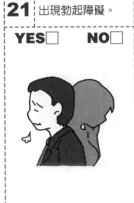

22 陰部常覺得很癢。

YES□ NO□

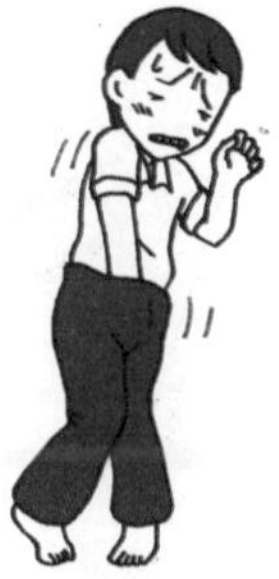

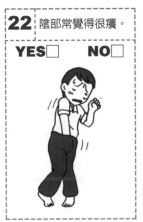

以上二十二個項目，您總共符合幾項？這些症狀雖然在日常生活中常出現，但當事人可能會覺得沒有嚴重到必須就醫的程度，因此置之不理。

但事實上，糖尿病患者沒有好好進行飲食療法或運動療法，確實會導致疾病惡化。

糖尿病容易發作的年齡因人而異，不一定哪個年齡層的人就比較容易罹患這種疾病，但大量出現第八到十頁檢測表所示狀況者，可能已經罹患糖尿病。

因為沒有自覺症狀 糖尿病才更可怕

糖尿病最大的問題是，即使當事人懷疑自己罹患這種疾病，並且做了健康檢查，發現自己有糖尿病，除非病情已經相當嚴重，否則他們還是會因為「沒有自覺症狀」或者「自覺症狀還很輕」而忽略問題的嚴重性。

患者因此疏於治療，或者在治療過程半途而廢，等患者覺察病況嚴重時，往往已經到了出現併發症、壽命縮短十年的階段。

所以，最重要的是根據主治醫師指示，持續進行治療，徹底對抗糖尿病。若能進行正確而有效的自我管理，必要時確實服藥，就可避免病情惡化。

糖尿病患者即使沒有症狀，也要隨時提醒自己，血糖值上升會造成血管負擔，因此每天必須實行正確並確實的飲食療法、運動療法與藥物療法。能這樣做，即使罹患糖尿病，患者也可以過正常人的生活，並且活得很健康。

小知識

糖尿病會遺傳嗎？

家族長輩有糖尿病患者的人，罹患糖尿病的機率比較高。不過，所遺傳的並非糖尿病，而是「容易罹患糖尿病的體質（遺傳基因）」，有這種先天體質的人，如果加上飲食過量、運動不足、肥胖、年老或者壓力過大等後天因素，就容易使糖尿病發作。

雖然遺傳基因異常也可能成為2型糖尿病的病因，但有類似因果關係的病例並不多見。也就是說，對於大多數人而言，只要小心防範，糖尿病並不是沒有預防的可能性。確實做好自我管理，糖尿病相當程度是可以預防的。

疑似罹患糖尿病的狀況

經醫生診斷出「可能罹患糖尿病」的人，稱為「準糖尿病患者」或「邊（境）界型糖尿病患者」。這類患者多半是健康檢查時發現狀況，當事人並沒有自覺症狀。據說這類「準患者」的人數和糖尿病患者不相上下。

什麼情況代表可能罹患糖尿病？

有些人做健康檢查時，被醫生告知可能罹患糖尿病，或者已經成爲準糖尿病患者（邊界型）。

主要指標是，當事人空腹時血糖值一一〇到一二五mg／dl（正常值爲七〇到一〇九mg／dl），飯後血糖值一四〇到一九九mg／dl（正常值爲一四〇mg／dl以下）。

所謂準糖尿病患者，就是血糖值超過正常範圍，但血糖值的上升狀況還不到糖尿病診斷基準。有些當事人因爲醫生說「可能罹患糖尿病，但還不明確」，就安下心來，沒有接受更精密的檢查，但這是錯誤的做法。

準糖尿病患者確實比較容易變成糖尿病，而且即使還在準患者階段，當事人就已經比血糖值正常的人更容易產生動脈硬化的問題。

因此，即使還只是準糖尿病患者，還是必須小心警惕，從改善生活習慣著手，避免糖尿病與動脈硬化性疾病的發生。

小知識

確實地進行治療！

據統計，被診斷可能罹患糖尿病的人當中，高達四一．九％沒有確實接受治療，並有七．五％的人治療過程中即任意停止（二〇〇二年日本厚生勞動省調查報告）。

步驟1

三餐定時、適量，
保持營養均衡

如何不讓準糖尿病患者變成糖尿病患者

根據二〇〇二年日本厚生勞動省國民糖尿病實態調查，罹患糖尿病可能性相當高以及無法排除罹患糖尿病可能性的「準糖尿病患者」，合計高達一千六百二十萬人。這些準患者若無法改善生活習慣，估計十年之後，可能會有二〇到六〇%的人罹患糖尿病。

因此，懷疑自己屬於罹患糖尿病高危險群的人，不妨參照下頁檢測項目，進行自我檢查。

檢查結果，您符合其中幾個項目？檢測表中的第三到第十二項和運動與飲食等生活習慣有關，符合這些項目的人代表生活習慣不佳，必須立刻改善。

改善方法則是注重飲食營養均衡，並且定時適量，避免吃零食。

其次，成年人最好養成散步等輕鬆運動的習慣，每天三十分鐘到一小時。飲食正常又有良好運動習慣，就可有效解除糖尿病誘因之一——肥胖。

此外，學會轉換心情和消滅壓力的方法，也很重要。壓力過大不僅容易導致糖尿病，更是各種疾病的重要誘因。

只要在可能罹病的階段改善生活習慣，就可以預防糖尿病的發生。

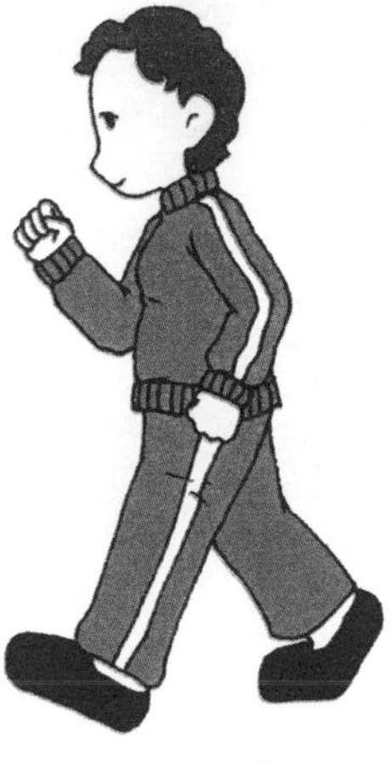

如何預防糖尿病

步驟2：養成每天步行30分鐘等輕鬆運動的習慣

步驟3：消除、避免肥胖問題

步驟4：即使有罹患糖尿病的疑慮，也可避免發病

準糖尿病患者檢測表

1 直系親屬中有人罹患糖尿病。

YES□ **NO**□

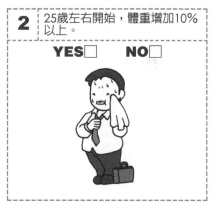

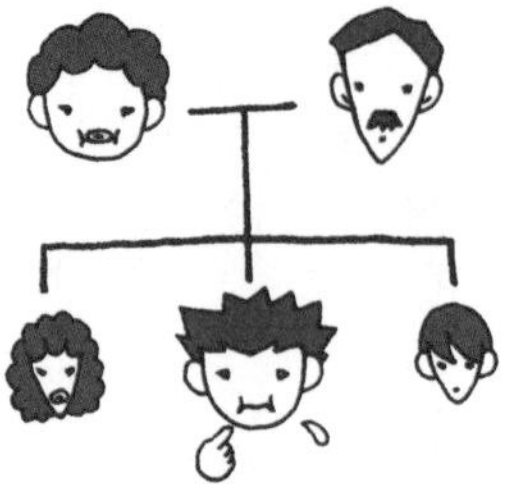

2 25歲左右開始，體重增加10%以上。

YES□ **NO**□

3 喜歡吃米飯、麵包和麵類等碳水化合物食品。

YES□ **NO**□

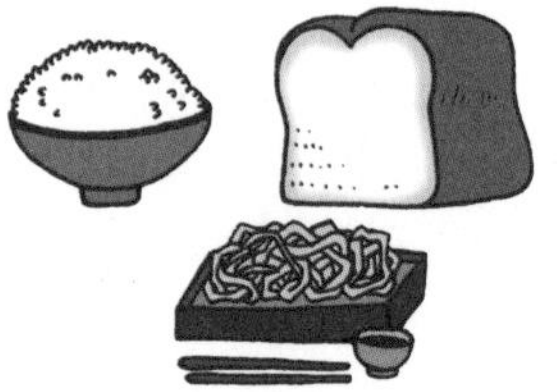

4 喜歡吃西式、中式與日式糕點等甜食。

YES□ **NO**□

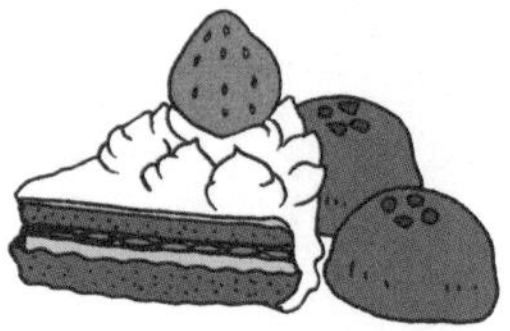

5 出門習慣以車子代步，一天很少步行超過2000步。

YES□ **NO**□

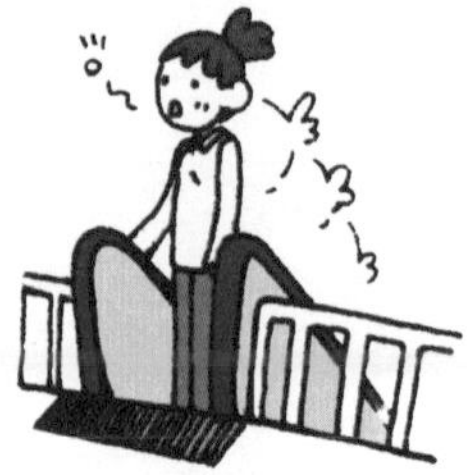

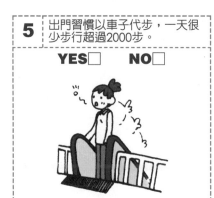

6 吃飯時間不正常。

YES□ **NO**□

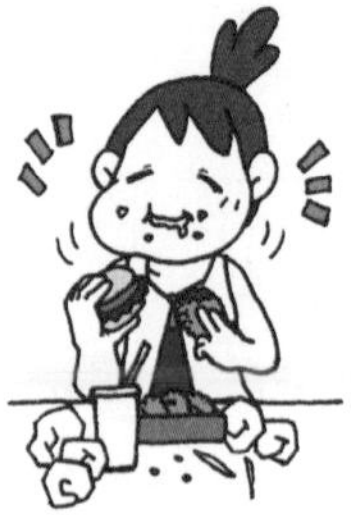

7 晚餐攝食過量、習慣吃宵夜。

YES☐ **NO**☐

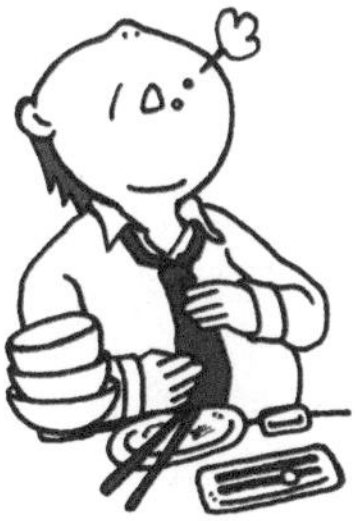

8 喜歡吃油炸食品、肉類與奶油。

YES☐ **NO**☐

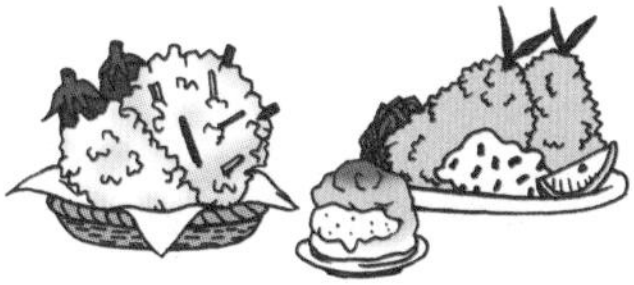

9 容易覺得壓力過大。

YES☐ **NO**☐

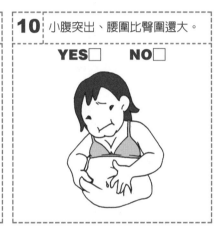

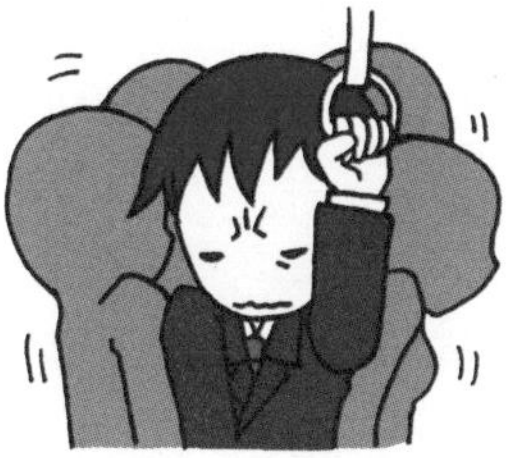

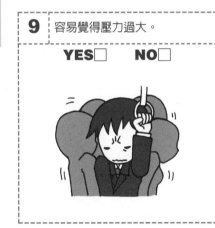

10 小腹突出、腰圍比臀圍還大。

YES☐ **NO**☐

11 經常外食，喜好飲酒。

YES☐ **NO**☐

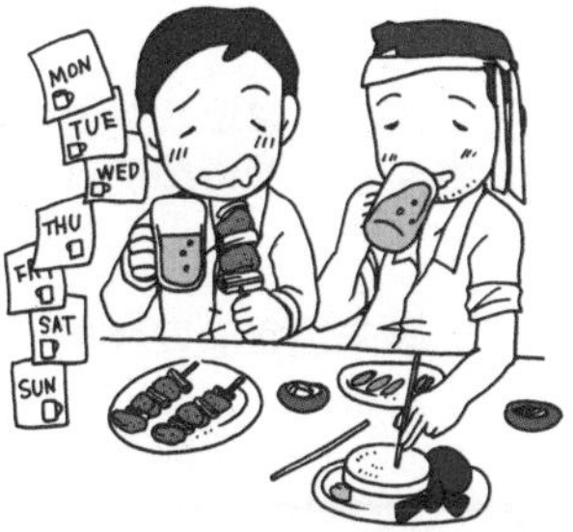

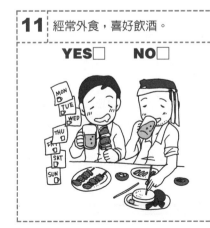

12 吃飯速度過快。

YES☐ **NO**☐

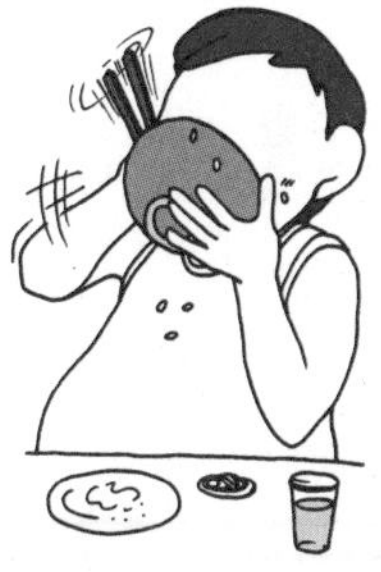

糖尿病的惡化與主要症狀

●糖尿病惡化會出現的症狀

容易口渴	罹患糖尿病的人，血液內部葡萄糖濃度提高，為了稀釋過高的葡萄糖濃度，患者會希望喝更多水，因此出現容易口渴的症狀。此時，不知道自己已經罹患糖尿病的患者，可能會攝取果汁與罐裝咖啡等含糖量高的飲料，使糖尿病病情更加惡化。
容易感到疲勞、倦怠	糖尿病患者體內胰島素分泌不足，因此無法充分地將血液裡的葡萄糖轉化為熱量，不只體力不足、無精打采，只要稍微運動就疲累不堪。此外，高血糖容易導致體內脫水，也是患者疲勞的重要原因。
常常上廁所（頻尿）	這也是血液內部葡萄糖濃度過高所導致的症狀之一。為了排除血液內部多餘的葡萄糖，就必須多喝水，用水分把葡萄糖帶走，因此患者會常常有想小便的感覺。
體重逐漸減輕	出現這種現象主要是因為高血糖導致體內脫水。此外，胰島素作用能力減弱之後，無法充分將血液內部的葡萄糖轉化成為熱量以供身體利用，只好以肌肉成分的蛋白質與脂肪補充，患者體重因此逐漸降低。
小腿容易抽筋	睡覺時，小腿容易抽筋，這可能是末梢神經病變所致，也可能是肌肉疲勞所造成，原因不明。改善症狀的做法是，睡前進行適度的伸展運動。

●糖尿病出現併發症時產生的症狀

出現糖尿病性視網膜病變	血液內部葡萄糖濃度過高，容易讓眼球底部的網膜細小血管阻塞，於是出現眼底出血或者玻璃體出血等狀況，嚴重時還可能失明。
糖尿病性腎病變	血液內部葡萄糖濃度提高之後，身體會加速排尿，將多餘的葡萄糖排出體外，當事人因此容易頻尿。然後，高血糖容易引起腎臟細胞功能障礙，體內廢棄物無法順利排出體外，進一步造成血壓上升、身體浮腫。
末梢神經出現異常（糖尿病性神經病變）	手腳末端容易麻木，失去感覺。原因是糖尿病患者微血管容易阻塞，血流不暢之後，含氧量較大的網膜與神經就會受損。
出現壞疽	糖尿病併發症最常見的是患者手腳末端微血管與末梢神經功能病變。神經障礙會讓患者手腳麻木，即使用力捏也不會痛，受傷流血也沒有感覺。此外，微血管阻塞導致血液循環變差，傷口不易痊癒，容易形成壞疽。

糖尿病症狀的Q&A

Q 我的腳部浮腫、容易酸痛，醫生診斷說是糖尿病。像這樣的狀況，是否已經相當嚴重？

A 腳部浮腫可能已經產生腎臟併發症，糖尿病也可能已經相當嚴重，建議進一步接受併發症檢查。

Q 我有糖尿病，而且整個腳底都很痛，幾乎無法走路，該如何是好？

A 糖尿病患者有些腳底會痛，其原因可能是「糖尿病性神經病變」或者「動脈硬化」。但也可能是「腳骨異常」或「感染症」所致。

若原因是「糖尿病性神經病變」，大多數情況是兩腳一起疼痛。若情況惡化，雙腳會經常感到麻痺。

這類症狀以藥物治療能改善問題，因此應該儘速就醫。

若病因是「動脈硬化」，當事人容易因爲足部血流不順，導致腳尖冰冷。而且腳踝疼痛的狀況比腳底嚴重，步行之際更感疼痛。如果已經痛到沒辦法運動，爲了避免增加血管負擔，應遵照主治醫師的指示，以飲食療法爲主。

如果是「腳骨異常」所導致的病情，就有必要接受整形外科治療。一不小心就發生骨折的人，則多半是肥胖誘發的糖尿病所致。

另外，因「感染症」導致腳底疼痛的人，指甲通常會出現花紋，腳底皮膚容易角質化或者出現裂痕和白癬（香港腳）等。有這種症狀的人，最好同時接受糖尿病與皮膚科治療。

總之，腳底嚴重疼痛的人應與醫師商量，不要勉強進行運動療法，也可以飲食療法與藥物療法爲主。

Q 健康檢查之後，醫生說我可能罹患糖尿病。大約兩個月前，我變得很容易口渴，水愈喝愈多，這是不是罹患糖尿病的症狀？

A 容易口渴、水喝很多，確實是糖尿病典型症狀之一。

原因是胰島素作用能力變差，血液中所含糖分增加，爲了沖淡糖分，身體就會希望補充更多水分。

有這種情況的人，罹患糖尿病的機率很高，應立刻進行飲食療法與運動療法，降低血糖值，容易口渴的問題也可獲得紓解。

Q 最近每次吃完飯後很快就又餓了，結果吃個不停，皮下脂肪愈變愈厚，我是不是已經罹患糖尿病了？

A 光是如此還無法斷定是否罹患糖尿病，但罹患糖尿病的可能性確實存在，應儘早接受檢查。糖尿病患者體內分泌胰島素不足，無法充分將血液中的葡萄糖轉化爲熱量，爲了補充熱量，當事人就會常常有肚子餓的感覺。

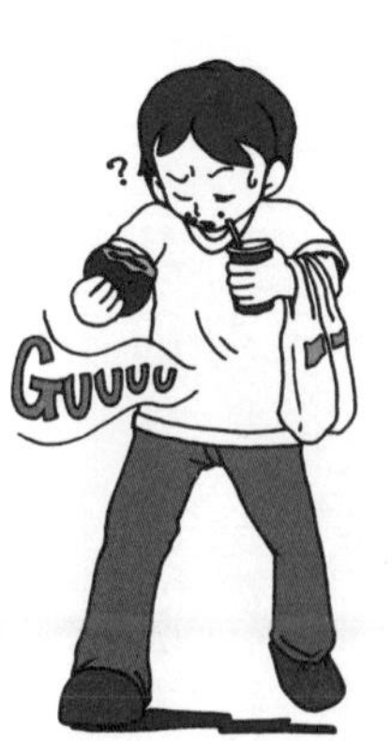

Q 身體常覺得酸痛、疲累，而且晚餐多半外食，非常擔心自己是否已經罹患糖尿病。

A 身體疲勞或者酸痛，也可能是壓力過大或工作忙碌所致，未必就可以斷定罹患糖尿病。不過，習慣外食的人若有這些症狀，罹患糖尿病的機率就更高，最好立刻接受健康檢查。

糖尿病之所以容易導致身體

疲倦，主要是因爲體內胰島素作用不足，葡萄糖無法被細胞吸收而轉化爲熱量。若情況沒有改善，患者會有體重減輕，甚至昏睡的狀況，必須小心注意。

Q 三年前我被診斷出罹患糖尿病，目前血糖值仍然很高。最近我則苦於牙周病，這是否也是糖尿病所致？

A 根據醫學報告，血糖持續過高的人，白血球機能容易降低。因此，牙周病惡化，有可能就是白血球機能降低所致。

Q 我罹患糖尿病已經五年，最近一再下痢與便秘，這是糖尿病所導致的嗎？如何治療？

A 糖尿病患者經常下痢與便秘，可能是糖尿病性神經病變所致。

改善之道是進行飲食療法，選擇容易消化的食物，並且三餐定時定量。

藥物治療方面，可選擇助消化的藥劑，以及可減輕下痢的乳酸菌藥劑等。當然，最好是與主治醫師商量，接受醫師的指示服藥。

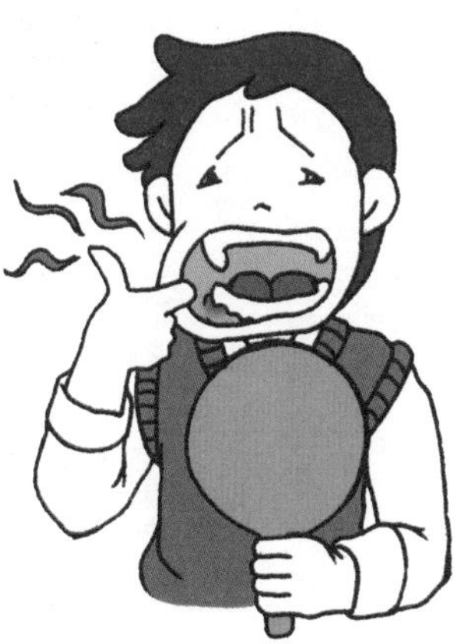

Q 足部容易麻痺，甚至失去感覺，有時連用力扭捏都不覺得痛，該如何治療？

A 這類症狀的治療藥劑主要有醛糖還原酵素抑制劑（糖尿病性神經病變治療藥物。參照一六〇頁）、維生素B_{12}、脈序律膠囊（抗心律不整藥）和抗憂鬱藥等內服藥。

不過，很少人能一開始治療就解除症狀，大部分都需要一段時間治療。

當然，治療期間，控制血糖和維持血糖穩定相當重要。

Q 我開始進行飲食療法之後，突然變得全身無力、容易疲倦。在此情況下，增加每日攝取的卡路里可以嗎？

A 血糖控制不佳或不穩定，就容易導致疲勞。若檢查結果顯示血糖控制狀況不錯，但身體仍持續變瘦，就有必要增加每日攝取的熱量。

另外，開始限制卡路里攝取量，有時會導致體內維生素與礦物質等營養素攝取平衡的變化。

因此，調整卡路里攝取量的同時，也必須注意營養均衡的問題，這部分最好詳細與主治醫師討論。

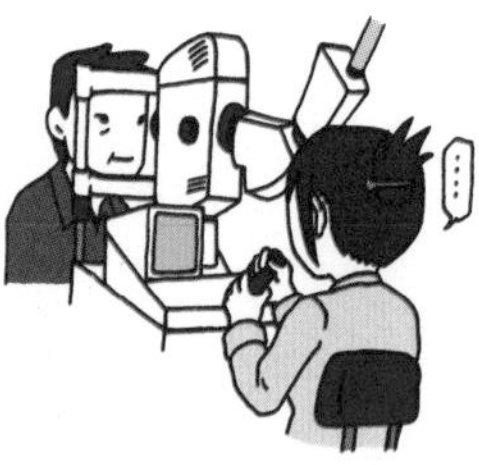

Q 我罹患糖尿病已經六年，三個月前，健康檢查時眼睛沒有異樣，最近卻發現視線模糊，視力急速變差，會不會是出現糖尿病性視網膜病變這種併發症了？

A 糖尿病性視網膜病變除非已經相當嚴重，否則當事人的視力不會明顯變差。初期或中期糖尿病性視網膜病變，多半不會造成當事人視力異常感覺。如果三個月前檢查沒有異常，視力變差以及視線模糊的問題就可能另有原因。

但也不可因此就認爲不必接受眼睛健康檢查。糖尿病患者一年至少必須接受一次眼睛檢查。檢查時除了視力之外，也必須測量眼壓。檢查過後三到四小時內，應避免開車上路。

Q 被診斷出罹患糖尿病之後，我非常注意飲食與運動，最近卻發現血壓異常上升，眼前出現黑影，有點擔心。

A 糖尿病患者血壓升高並不是好現象。

另外，糖尿病容易導致腎臟病變與眼睛病變，所以，患者應在主治醫師指導下，接受相關檢查。

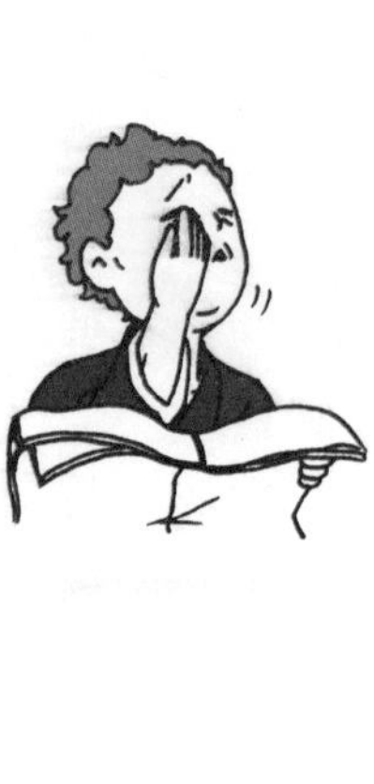

Q 家父是糖尿病患者，所以，我一直擔心自己也會罹患糖尿病。最近發現尿液有甜味，會不會是罹患糖尿病的徵兆？

A 直系血親或是家族長輩患有糖尿病病例的人，體質上就容易罹患糖尿病。不過，沒辦法只從尿液有甜味就斷定是否罹患糖尿病。

但如果當事人又有肥胖、運動不足與飲食不均衡等狀況，罹患糖尿病的機率就更高，應及早接受相關檢查。

Q 最近尿量非常多而且食量增加，幾乎已經暴飲暴食，但即使如此還是常常覺得肚子餓，是不是已經罹患糖尿病？

A 尿量多、容易口渴、食量大卻又常常有空腹感，確實是糖尿病的典型症狀。不過，有時壓力過大的人也會出現這些狀況，未必是糖尿病所致。爲了謹慎起見，不妨還是接受糖尿病檢查。

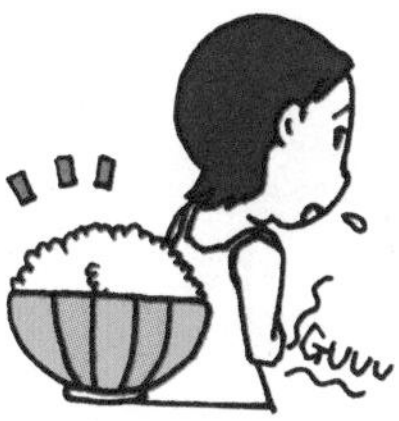

Q 我七年前開始接受糖尿病治療，但曾中斷二到三年。最近一吸菸，手腳指甲就有刺痛感，這是不是糖尿病所導致的？

A 吸菸容易刺激血管收縮，導致動脈硬化，所以，不妨先禁菸，然後接受糖尿病相關檢查。

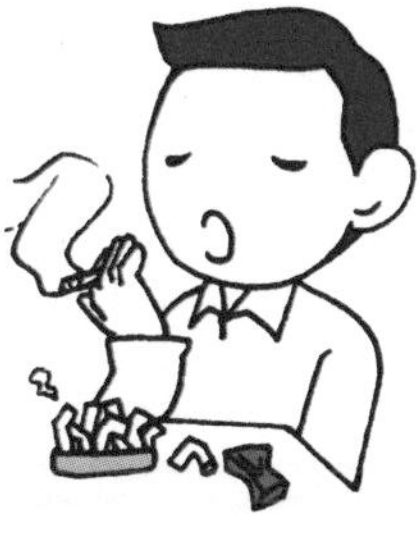

Q 排尿時出現許多小泡泡，特別是前一天食用甜不辣等油炸食品時，情況就會更明顯。這是不是糖尿病症狀？是因為尿液中含糖才會出現泡泡嗎？

A 許多人認為排尿時出現許多泡泡就是罹患糖尿病，事實上兩者之間未必有絕對的因果關係。也就是，非糖尿病患者也可能出現許多泡泡。所以，想確認自己是否罹患糖尿病，還是必須接受相關檢查。

Q 健康檢查時，醫生說我罹患了糖尿病，但我完全沒有自覺症狀，頂多只是最近比較喜歡吃甜食而已。所以，我懷疑自己可能是過度疲勞所致。另外，罹患糖尿病的人是否就會比較喜歡吃甜食？

A 糖尿病患者確實會比較喜歡吃甜食，甚至容易攝食過量。

主要原因是體內胰島素分泌不足，細胞無法吸收足夠的葡萄糖，因此身體一直會有糖分不足的感覺。

想要改善症狀，應與主治醫師討論，實施正確的飲食療法。

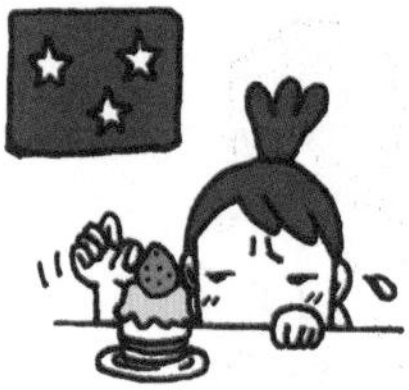

Q 五個月前我被告知罹患了糖尿病，於是開始進行飲食療法與運動療法。最近我經常感冒，不知道是否可以服用藥房出售的感冒藥？

A 若能藉由飲食療法與運動療法有效控制血糖，糖尿病患者也可和非糖尿病患者一樣，以市售的感冒藥治療感冒。不過，糖尿病患者感冒時血糖值容易急速上升，甚至失控，所以平常最好小心注意避免感冒。

若不慎感冒，或者身體狀況變得很差、虛弱，就必須加強監控血糖值，以維持穩定。

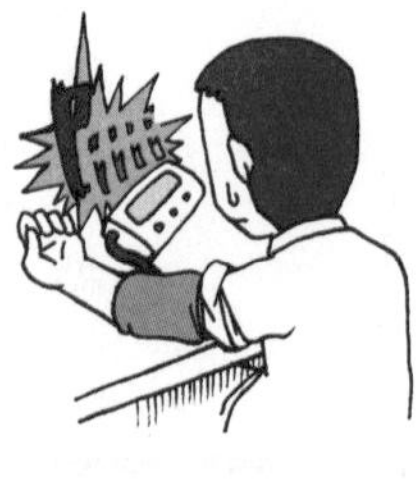

2

徹底了解糖尿病

有一種說法認為糖尿病患者本人就是最佳的「主治醫師」，可見這種疾病自我管理的重要性。自我管理的根本前提是——必須徹底了解糖尿病。

糖尿病是怎樣的疾病？

簡而言之，糖尿病是胰臟分泌的胰島素這種荷爾蒙未能充分發揮作用，血液中葡萄糖無法被身體組織細胞運用，於是血糖值持續升高。

正確了解糖尿病

因爲糖尿病已經成爲「國民病」，電視節目和雜誌等媒體不斷大量介紹這種疾病，使得「胰島素」與「血糖值」等糖尿病相關用語，成爲一般人最耳熟能詳的名詞。

但可惜的是，大部分民眾對於糖尿病仍是一知半解，有許多錯誤的觀念與看法。

由所謂「糖尿病的主治醫師就是患者本人」可知，糖尿病患者自我管理的工作非常重要。然而想要進行自我管理，就要對糖尿病的知識有正確的理解，本章的目的即在於此。

什麼是血糖？

經診斷出罹患糖尿病的人，一定聽過醫師提到血糖與血糖值這兩個專有名詞。那麼，什麼是「血糖」？

人體要維持正常的生命活動，必須有足夠熱量（能量）。提供身體活動能量的主要食物是米飯、麵包與麵類等碳水化合物，以及油脂。

小知識

蘭氏小島（胰島）

蘭氏小島乃是蘭氏（蘭格爾漢斯）所發現的胰臟組織。胰臟內部有許多細胞聚集，這些細胞是看起來像小島漂浮般的組織，遍布於整個胰臟。蘭氏小島內部主要有A細胞（α細胞）與B細胞（β細胞），其中B細胞負責製造胰島素。

含有醣類的碳水化合物在胃部與小腸被分解成爲葡萄糖之後，送入血液成爲「血糖」。因此，血液中的葡萄糖濃度稱爲「血糖值」。

身體細胞吸收了這些進入血液的葡萄糖（血糖）後，即可轉化成爲身體可使用的能源。

糖代謝的系統

我們的身體會將細胞所吸收的葡萄糖轉化爲熱量，提供日常所需，多餘的葡萄糖就會在肝臟與肌肉形成「肝醣」這種物質，進一步在肝臟合成爲中性脂肪。中性脂肪會在身體能量不足的時候燃燒，多餘的部分則儲存在脂肪組織中。

體內糖代謝與胰島素的作用關係圖

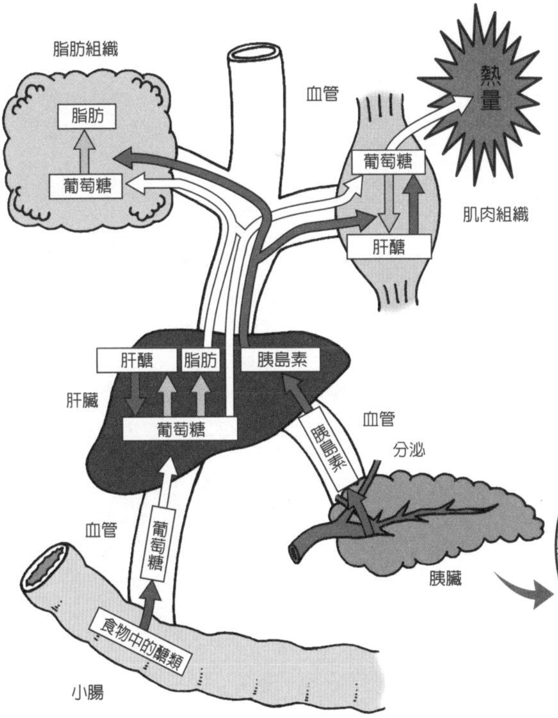

碳水化合物會在胃與小腸被分解成為葡萄糖，然後在胰島素的作用下，被身體細胞吸收作為熱量來源。多餘的葡萄糖則在肝臟與肌肉組織中轉化成為肝醣儲存起來。另外也有一些會被合成為脂肪，儲存在脂肪組織中。

胰臟組織擴大圖

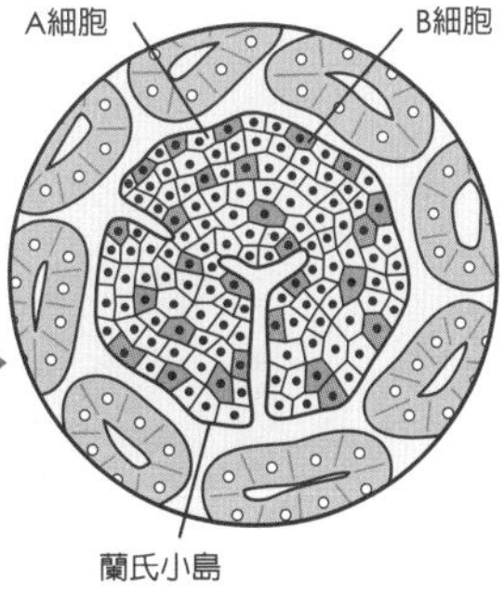

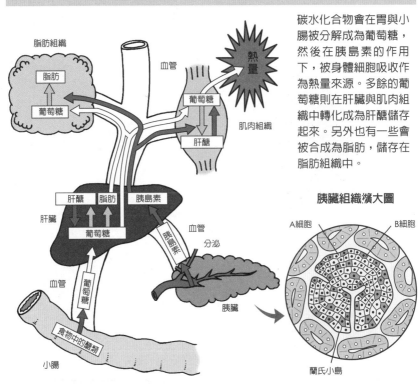

身體需要能量的時候，儲存在體內的肝醣就會分解成為葡萄糖而被細胞吸收與利用。像這樣的過程系統，就稱為「糖代謝」。

胰島素的作用

讓葡萄糖進入細胞變成肝醣並儲存起來，這個「糖代謝」過程中最關鍵的角色就是胰島素。

胰島素是胰臟內部細胞群「蘭氏小島」所分泌的荷爾蒙，主要作用在於分解血糖。因此，血糖值提高，胰島素就會加速分泌。

胰島素和存在於肌肉與脂肪等細胞的胰島素受體結合，可促使細胞吸收更多的葡萄糖，加速合成為脂肪，也可抑制肝臟貯存的肝醣轉換成為葡萄糖。

人體體內除了胰島素之外，還有各種荷爾蒙能協助調整血糖值。不過，能降低血糖值的荷爾蒙就只有胰島素。

若胰島素分泌能力降低，或者分泌能力正常但作用力降低，細胞就無法充分吸收葡萄糖，如此一來，多餘的葡萄糖累積在血液裡，就會讓血糖值升高而形成糖尿病。

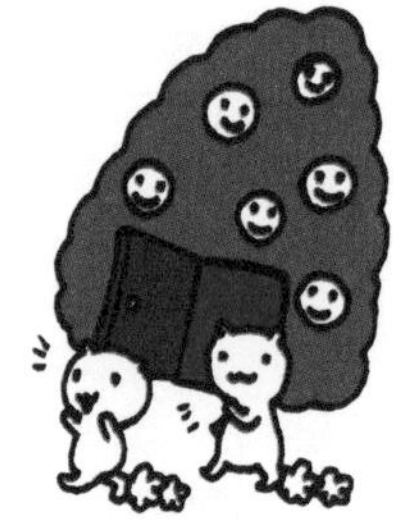

小知識

可調整血糖值的荷爾蒙

調整血糖值的荷爾蒙除了可降低血糖值的胰島素，還有血糖值過低時會分泌的升糖素、腎上腺素和皮質醇等荷爾蒙，這些荷爾蒙能將貯存在肝臟的肝醣轉化成為葡萄糖，送進血液供細胞利用。

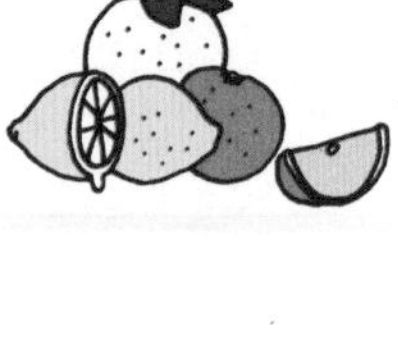

胰島素的主要功能

1 促使葡萄糖在肝臟與肌肉合成為肝醣

2 促使血液內部的葡萄糖進入肌肉與脂肪組織

3 促使葡萄糖加速合成為脂肪

4 抑制肝臟的肝醣分解成為葡萄糖

分泌胰島素的胰臟蘭氏小島

胰臟 胰臟位於胃後方，橫向，形狀細長，長度約15cm。

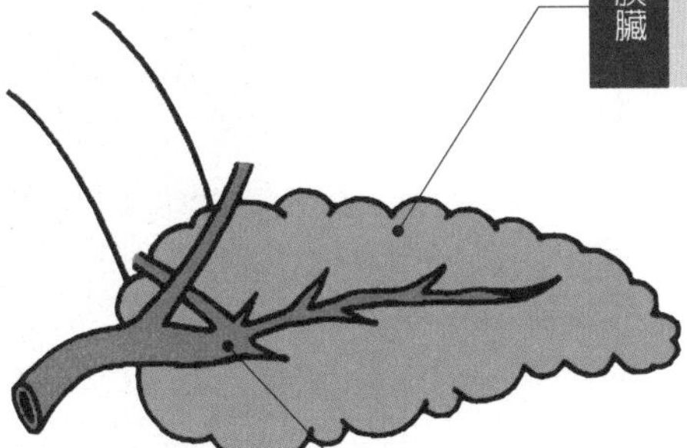

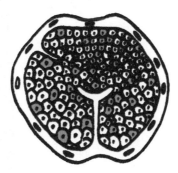

蘭氏小島

蘭氏小島是散布整個胰臟的特殊細胞集合體，主要含有可分泌胰島素的B細胞，以及分泌升糖素的A細胞。

糖尿病真正可怕的是併發症

視網膜血管產生病變的「視網膜病變」、腎臟血管出現病變的「腎病變」、末梢神經與自律神經產生病變的「神經病變」，合稱為糖尿病三大併發症。

糖尿病不只造成血糖值升高而已

糖尿病因為不容易出現自覺症狀，所以有些人即使被診斷罹患糖尿病，還是沒有積極接受治療而坐視不管。

血糖值居高不下，也就是長期高血糖狀態，容易傷害血管，導致動脈硬化，以及腦梗塞、心肌梗塞等疾病。

血糖過高容易阻塞視網膜血管，導致失明。腎臟血管血流淤滯則易造成腎功能不全。末梢神經與自律神經同樣也會受影響，導致患者產生手腳麻痺、刺痛等異常感覺。

總之，糖尿病的三大併發症就是視網膜病變、腎病變與神經病變。

目前，日本成年人失明的第一大兇手就是糖尿病。日本成年人必須接受洗腎的患者，最主要病因同樣也是糖尿病。

可見糖尿病會導致許多重要器官失去正常功能，可說是非常可怕的疾病。

小知識

罹患糖尿病的判準何在？

通常，糖化血色素A1C（HbA1C）超過六・一%的人，大致上就可認定是糖尿病患者。糖化血色素A1C五・六到六・一%，則是準糖尿病患者。

小知識

單純視網膜症

高血糖容易使遍布視網膜的微血管產生類似腫瘤的「微血管瘤」，或者血液從血管

影響擴及全身的併發症

糖尿病所引起的三大併發症，基本上都是高血糖阻塞微血管，神經受損所致。

另外，糖尿病患者免疫力降低，抵抗病毒與細菌的能力減弱，因此容易罹患各種感染症。

若要避免糖尿病引發各種併發症，最重要的就是維持血液內部葡萄糖濃度正常，避免對血管與神經造成不良影響。

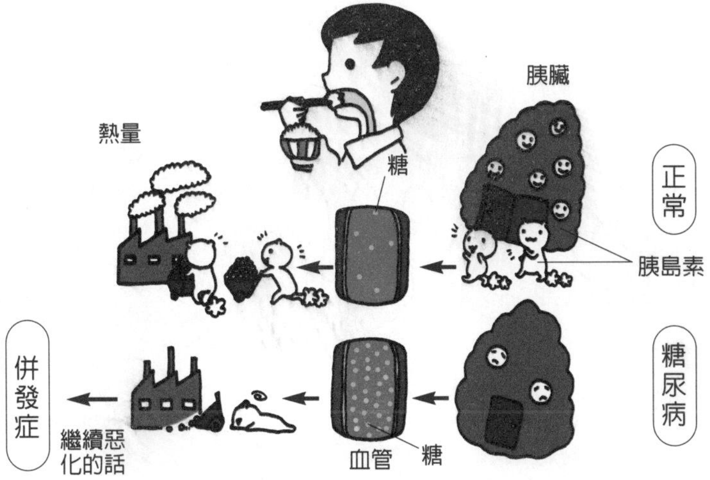

滲出來而形成點狀、斑狀出血，以及血液中血漿成分滲出所形成的硬性白斑等狀況。若能有效控制血糖值，這些問題就會自動消失。

前增殖網膜症

若糖尿病導致視網膜微血管阻塞，缺血部分就會出現白色斑點（軟性白斑）。處於缺氧狀態的血管，不僅不安定，而且容易產生新的血管，造成靜脈腫脹或者血管形狀不規則。

增殖網膜症

脆弱而不安定的新生血管延伸到玻璃體之後，可能在此產生出血（玻璃體出血），嚴重影響患者的視力。新生血管則會在視網膜上面產生薄膜（增殖膜），進一步造成視網膜剝離。

持續增加的糖尿病患者

根據全球糖尿病有效管理同盟統計，全球估計有一億九千萬人罹患糖尿病。

糖尿病患者有多少？

行政院衛生署指出，國內約有近百萬左右的2型糖尿病人口，近年來糖尿病盛行率持續增加，從民國八十六年的五％，增加至民國九十二年的八％，也呈現年輕化、甚至兒童化的趨勢。

從性別、年齡與階級來觀察，男性六十歲以上、女性六十歲糖尿病患者增加最明顯。可見，年齡老化使患者的糖代謝機能降低、胰島素分泌量減少，應該就是糖尿病患者增加的主因所在。

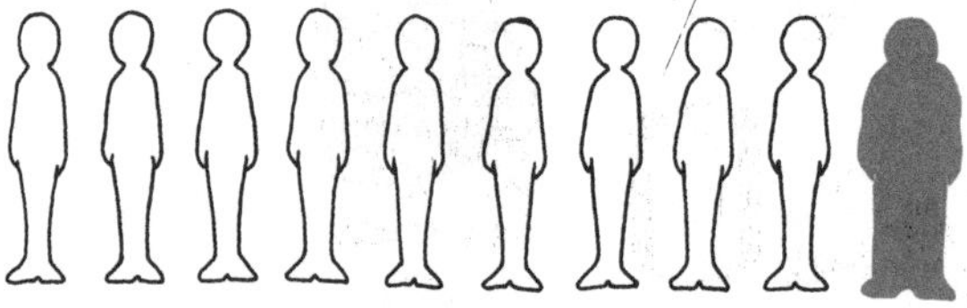

40歲以上每10人就有一人罹患糖尿病

小知識

全球糖尿病患者人數

醫療研究機構Diabetes Atlas針對全球兩百一十二個國家與地區，進行糖尿病患者分布調查顯示，二〇〇三年全球糖尿病患者為一億九千四百萬人，預估二〇二五年將增加到三億三千三百萬人。此外，準糖尿病患者預估將從二〇〇三年的三億一千四百萬人，增加到二〇二五年的四億七千兩百萬人。

日本強烈懷疑罹患糖尿病與可能罹患糖尿病者的比率

（厚生勞動省「2002年度糖尿病實態調查」）

年齡（歲）	強烈懷疑罹患糖尿病的人（糖尿病）		有可能罹患糖尿病的人（邊界型）	
	男性	女性	男性	女性
20～29	0%（0.9%）	0.8%（0.9%）	2.1%（0.4%）	0.4%（1.4%）
30～39	0.8　（1.6）	0.9　（1.6）	2.7　（4.1）	4.4　（4.2）
40～49	4.4　（5.4）	3.6　（5.3）	3.4　（6.8）	8.3　（7.7）
50～59	14.0（14.2）	4.6　（7.1）	10.7（10.1）	10.7（10.4）
60～69	17.9（17.5）	11.5（10.6）	13.4（10.3）	16.0　（8.8）
70～	21.3（11.3）	11.6（15.5）	16.1（11.5）	16.7（12.4）

( ) 內為1997年的調查結果　　注：利用糖化血色素A1C進行檢測的結果

日本強烈懷疑罹患糖尿病的人數演變圖

（厚生勞動省「2002年度糖尿病實態調查」）

年齡（歲）	強烈懷疑罹患糖尿病的推定人數（萬人）	
	男性	女性
20～29	0　（9）	7　（9）
30～39	7（13）	8（13）
40～49	35（57）	29（53）
50～59	134（110）	45（63）
60～69	133（116）	93（76）
70～	138（54）	113（119）
計	447（359）	295（333）
總計	742→約740（692→約690）	

( ) 內為1997年的調查結果

60歲以上 1997年：52.7%（365/692）→2002年：64.3%（477/742）

由此可見，糖尿病罹病機率基本上會隨著年齡老化而增加。另外，目前日本四十歲以上人口約有一○%罹患糖尿病，簡單講就是每十個四十歲以上的日本人，就有一個是糖尿病患者。

糖尿病患者為何持續增加？

研究指出，糖尿病患者增加的速度和汽車增加的速度成正比，可見運動不足是罹患糖尿病重要原因之一。

再者，因爲飲食歐美化，許多民眾攝取過量高卡路里、高脂肪動物性蛋白質與脂肪，也是罹患糖尿病的重要原因。

所以，可以說物質條件豐富是糖尿病的肇因，各式各樣的「生活習慣病」也會隨著物質條件豐厚而增加。

既然叫做「生活習慣病」，不待言，預防與治療糖尿病，進而延年益壽，最重要的就是改善生活習慣。

糖尿病產生併發症的原因

之前我們討論過，視網膜病變、腎病變與神經病變，是糖尿病三大併發症，這些併發症基本上都是微血管病變所引起，是糖尿病特有的併發症。

除此之外，糖尿病也會造成大動脈、心臟冠狀動脈、腦部動脈等較粗的動脈出現併發症，我們將這類併發症總稱爲「動脈硬化型病變」。不過，這類併發症除了糖尿病之外，也可能是高血壓、高血脂症和吸菸等所引起。

雖然動脈硬化並非糖尿病特有的併發症，但值得注意的是，血糖值輕度上升的「邊界型糖尿病患者」，也可能出現動脈硬化，最好小心預防。

小知識

重視糖尿病的危害

十一月十四日為「世界糖尿病日」，在這個糖尿病人數激增的現代，對於此疾病可能造成的傷害與風險，不可不注意！

糖尿病是一種全球性疾病，患病人數正以驚人的速度增加。國內臨床統計也發現，糖尿病友若沒有好好控制血糖，短短十年內，將會出現視網膜、腎臟等病變，也會引起心血管疾病，如高血壓、腦中風等併發症。

雖然糖尿病好發於中年人，然而近年來卻有年齡層逐漸下降的趨勢，因此健康生活習慣的養成，是當今重要的課題。

臨床上經常可見許多民衆從未接受過血糖檢查，等到出現其他疾病須進行血糖檢測時，才發現血糖值高出正常範

糖尿病、準糖尿病患者與性別和年齡層的關係狀況

男性糖尿病患者以五十到六十幾歲居多，主要致病原因包含運動不足與飲食習慣不良。女性停經之後，罹患糖尿病機率急速升高，而準糖尿病患者女性人數似乎比男性還多。不論男女，準糖尿病患者若能徹底進行飲食療法與運動療法，都可預防發病。

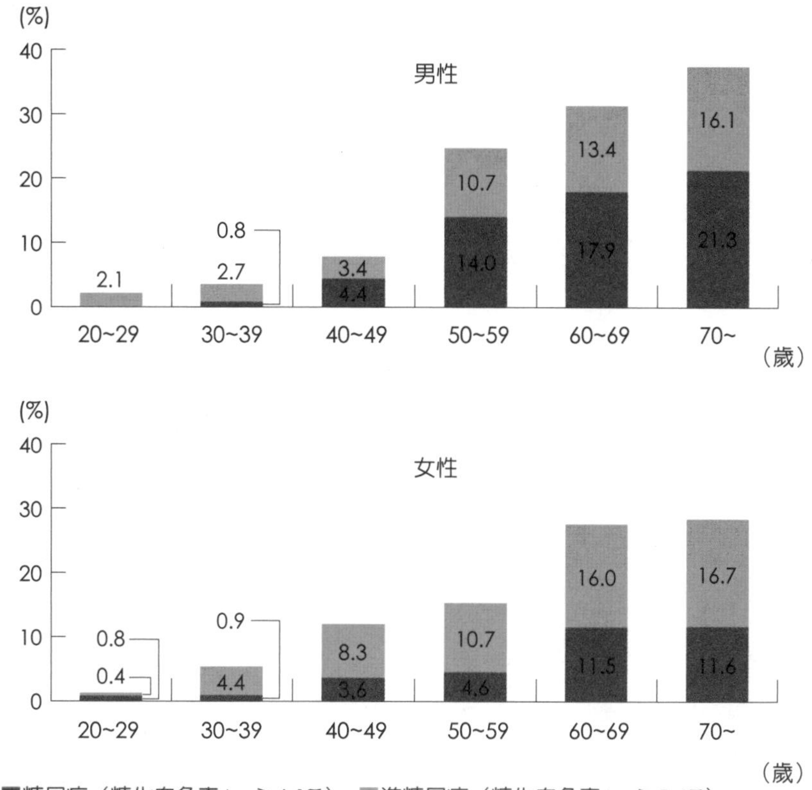

■糖尿病（糖化血色素A1C≧6.1%） ■準糖尿病（糖化血色素A1C≧5.6%）

（注）根據糖化血色素A1C測定值判斷當事人罹患糖尿病機率高低。

（厚生勞動省「2002年度國民糖尿病實態調查」）

圍許多，控制也變得更加困難。

所以醫師不斷呼籲，糖尿病初期往往沒有症狀，會在不知不覺中影響身體其他器官，引發更嚴重的併發症。因此，凡四十五歲以上的民眾，或有肥胖、高血壓、糖尿病等家族病史者都為高危險群，至少每年都應前往醫院接受篩檢，防患於未然。

小知識

胰性糖尿病

慢性胰臟炎與胰臟癌等胰臟疾病，破壞胰外分泌組織與蘭氏小島所導致的疾病。胰島素分泌的同時，提高血糖值的升糖素分泌多半因此降低，所以這種疾病多半出現在低血糖患者身上，而不是高血糖患者，結果則是患者容易長期處於低血糖狀態。

糖尿病主要有四類

糖尿病根據成因可成為1型糖尿病、2型糖尿病以及特定原因導致的糖尿病和妊娠糖尿病四種。

糖尿病的分類方法

一九九九年之後，日本糖尿病學會根據糖尿病的成因，重新將糖尿病分爲四種類型。

之後，針對高血糖的程度以及胰島素作用不足的程度，另外設立判斷基準，以便讓糖尿病患者了解自己所處狀況。

也就是高血糖依程度高低可分爲「正常領域」、「邊界領域」與「糖尿病領域」。其中，「糖尿病領域」又分爲①治療時不須注射胰島素的階段；②降低高血糖必須注射胰島素的階段；③維持生命必須注射胰島素。①與②相當於一九九九年之前的非胰島素依賴型（現在的2型糖尿病），③相當於胰島素依賴型（現在的1型糖尿病）。

傳統胰島素依賴型糖尿病與非胰島素依賴型糖尿病的分類方法，有人認爲一目瞭然、相當方便，但日本糖尿病學會還是在相隔十七年之後進行修訂，推出新的糖尿病分類方法與診斷基準，內容比以往更簡單易懂。

小知識

IDDM與NIDDM

糖尿病新的分類方法推出後，學術用語方面不再使用過去的胰島素依賴型糖尿病（IDDM）與非胰島素依賴型糖尿病（NIDDM），而分別改用1型糖尿病與2型糖尿病的說法。

不過，早期用語已經被許多人熟悉，不容易一下子全部改過來，因此常會出現兩者混用的狀況。

糖尿病的發病要因與症狀

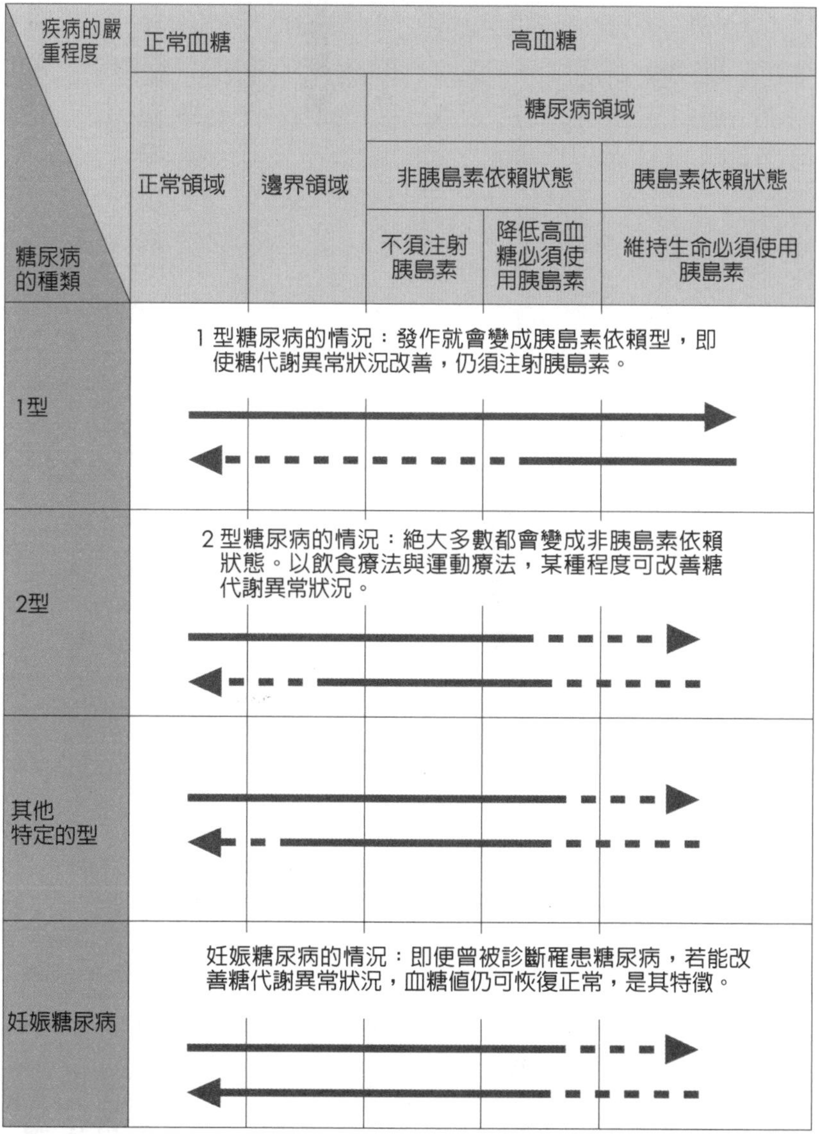
疾病的嚴重程度
糖尿病的種類
正常血糖
高血糖
正常領域
邊界領域
糖尿病領域
非胰島素依賴狀態
胰島素依賴狀態
不須注射胰島素
降低高血糖必須使用胰島素
維持生命必須使用胰島素
1型
1 型糖尿病的情況：發作就會變成胰島素依賴型，即使糖代謝異常狀況改善，仍須注射胰島素。
2型
2 型糖尿病的情況：絕大多數都會變成非胰島素依賴狀態。以飲食療法與運動療法，某種程度可改善糖代謝異常狀況。
其他特定的型
妊娠糖尿病
妊娠糖尿病的情況：即便曾被診斷罹患糖尿病，若能改善糖代謝異常狀況，血糖值仍可恢復正常，是其特徵。

＊實線、虛線為被認定罹患糖尿病的階段。往右的箭頭代表包含糖尿病發病的糖代謝異常惡化。往左箭的頭代表糖代謝異常已經改善。虛線部分表示頻率較低。

（取材自《糖尿病診斷事典第2版》醫學書院刊）

1型糖尿病

胰臟內部蘭氏小島B細胞損壞、胰島素分泌不足導致的糖尿病。胰島素分泌量常處於匱乏狀態，所以治療方式幾乎都是選擇注射胰島素。

2型糖尿病

日本糖尿病患者約九〇%屬於2型糖尿病（1型糖尿病患者約五%，其餘五%爲其他類型）。

胰島素分泌量降低，或者分泌量正常，但作用能力降低所導致的糖尿病，就是2型糖尿病。

一般認爲，肥胖是造成2型糖尿病發病的最主要原因。

胰臟的蘭氏小島B細胞仍保有基本機能，所以沒有注射胰島素的2型糖尿病患者也不會出現生命危險。

特定原因導致的其他糖尿病

遺傳基因異常導致的糖尿病，以及胰臟炎、肝炎和感染症等疾病，也可能造成胰島素分泌量減少，從而出現這裡屬於其他糖尿病型的「繼發性糖尿病」。

另外，服用類固醇這類腎上腺皮質荷爾蒙藥物，也可能導致糖尿病。

妊娠糖尿病

妊娠時發病或者妊娠時才發現的糖尿病，稱爲「妊娠糖尿病」。

婦女懷孕後，胎盤會分泌可降低胰島素作用的荷爾蒙，此時若當事人原本就有糖尿病的致病因子，就可能發病。

小知識

造成繼發性糖尿病的原因疾病與疾病型態

●胰臟病（胰臟炎、胰臟癌等等）
●肝病（肝炎等）
●感染症
●藥物、化學物質（經口服避孕藥、腎上腺皮質荷爾蒙藥劑等）
●免疫方面異常
●遺傳性症候群（唐氏症候群等）

小知識

發生率與罹病率的差異

代表糖尿病致病機率高低有兩種數字，也就是「發生率」與「罹病率」。

容易突然發病的1型糖尿病，通常使用「發生率」；多半是慢慢產生、惡化的2型糖尿病則使用「罹病率」。

妊娠糖尿病多半是短期現象，產後就會恢復正常。不過，也有一些病例幾年之後，患者變成眞正的糖尿病患者。

依致病原因之糖尿病分類

糖尿病		
	1型糖尿病	某種原因使得胰臟內部的蘭氏小島B細胞損壞，無法分泌足夠胰島素所導致的糖尿病。
	2型糖尿病	飲食過度或年齡老化造成 (1)胰島素分泌量不足；(2)胰島素分泌量正常，但作用降低；(3)胰島素感受性變差；(4)胰島素分泌的時間太遲等原因導致的糖尿病。糖尿病患者約90%屬於2型糖尿病。
	其他特定原因所導致的糖尿病	嚴重受傷等原因，使得患者壓力過大或其他疾病所導致的糖尿病，稱為「繼發性糖尿病」。
	妊娠糖尿病	妊娠造成身體糖代謝異常而形成的糖尿病。多半只是短暫現象，生產之後，血糖值就會恢復正常。不過，也有部分患者幾年之後變成常態性糖尿病患者，必須注意。

日本糖尿病學會1999年制定了新的糖尿病分類方法：「1型糖尿病」相當於之前的胰島素依賴型；「2型糖尿病」相當於之前的非胰島素依賴型。

小知識

胰島素抗性

胰島素抗性與胰島素感受性的意義是相對的。其中，胰島素功能降低造成血糖無法下降的狀態，稱為「胰島素抗性過高」或者「胰島素感受性太差」。

可降低血糖值的胰島素分泌量夠，但作用能力變差，因此必須分泌更多胰島素。

胰島素抵抗性的出現多半與過胖、運動不足與飲食過度有關。

1型糖尿病

1型糖尿病是因某些原因導致胰臟B細胞損壞而幾乎無法分泌胰島素的糖尿病，主要特徵是突然發病，常見於年齡層較低的民衆。

1型糖尿病總是突然發病

1型糖尿病發病原因不只遺傳，也可能和環境有關。胰臟內部的蘭氏小島B細胞異常或者損壞，就會出現這種糖尿病。

B細胞被破壞後，會幾乎無法分泌任何胰島素，患者因此必須每天注射胰島素。

1型糖尿病還可分爲「自體免疫性1型糖尿病」與「特發性1型糖尿病」兩種。前者是胰臟自己產生針對蘭氏小島的抗體，因而破壞B細胞。後者則是體內沒有抗體，蘭氏小島卻幾乎失去分泌胰島素的功能。

「自體免疫性1型糖尿病」發生的機率遠高於「特發性1型糖尿病」，不過，兩者的特徵都是突然發病並且迅速惡化，必須小心注意，儘早治療。

1型糖尿病發病後若未得到適當治療，有時會出現糖尿病性昏迷，非常危險。

小知識

糖尿病性昏迷

胰島素分泌量突然降低之後，血液中的葡萄糖無法順利地轉化為能量，身體只好燃燒脂肪，以取得能源。此時通常會產生副產品「酮」這種酸性物質。這類酮體在血液裡大量增加的狀態，稱為「酮酸中毒」。

「酮酸中毒」會對腦部造成不良影響，使當事人容易昏迷，這種症狀因此又稱為「糖尿病性昏迷」或「酮性昏迷」。

自體免疫性1型糖尿病

病毒或細菌等外敵入侵身體時，身體會意圖反擊並加以排除，這就是「免疫作用」。

不過，主要作用在排除外敵的免疫作用，卻也可能突然因爲某些狀況而把自己體內的細胞或者蛋白質視爲敵人，企圖加以排除，這就是「自體免疫反應」。

自體免疫性1型糖尿病，就是這種自體免疫反應致使胰臟蘭氏小島B細胞被破壞，無法分泌胰島素而形成的糖尿病。

患者初期症狀與感冒類似，隨著病情惡化，會出現容易口渴、體重急速下降等症狀。病情嚴重的患者應考慮注射胰島素。

1型糖尿病好發於十一到十二歲

1型糖尿病只占全部患者四到六%，而且發病年齡以年輕人居多。

據估計，日本未滿十八歲年輕人的1型糖尿病「罹患率」大致爲萬分之二，每年發病的人數約五百人。1型糖尿病主要在兒童身上發現，三到四歲與十一到十二歲爲發病率高峰期。

1型糖尿病若沒有妥善治療，可能在短期間內迅速惡化，甚至出現非常危險的糖尿病性昏迷，必須小心。

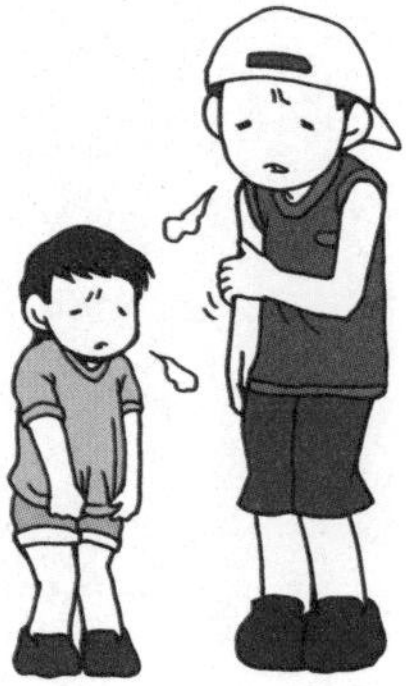

小知識

類固醇糖尿病

長時間、大量服用腎上腺皮質荷爾蒙（類固醇藥）所導致的糖尿病。

2型糖尿病

糖尿病患者約九〇%為2型糖尿病，主要原因是飲食過量和運動不足導致肥胖。治療方法有時必須注射胰島素。

2型糖尿病乃是生活習慣病

與1型糖尿病不同，2型糖尿病在某種程度來說，胰臟內部的蘭氏小島B細胞機能尚屬正常。

不過，若持續飲食過量、運動不足和肥胖，及至年齡老化而使得胰島素分泌量減少，或者胰島素感受能力變差，就可能出現這種糖尿病。2型糖尿病患者占糖尿病患者總數幾乎高達九成。

2型糖尿病之所以發病，有時和遺傳有關，但最主要還是飲食不正常、運動不足、酒精飲用過量等生活習慣不佳所致。

被診斷罹患2型糖尿病的人，首先應檢討生活習慣，並加以改進，排除致病因素。

高齡者常罹患的2型糖尿病

超過六十五歲的老年人，罹患2型糖尿病的機率特別高，糖尿病罹病率達十五%。

高齡的2型糖尿病患者和一般人

小知識

缺血性心臟病

缺血性心臟病主要包含狹心症與心肌梗塞兩種疾病。「缺血」指心臟與肌肉的血液供給量減少或血流阻塞狀態。狹心症與心肌梗塞最主要的差異在於心肌能否恢復正常。狹心症指心肌內部血流量短暫降低的狀態，不久就恢復正常。心肌梗塞則是血流完全停止，導致心肌細胞死亡的狀態。

相比，死於血管病變與腎功能病變的比率特別高，而且根據研究報告，男性壽命比一般人短九．四歲，女性則短了十三．五歲。此外，七十歲以上的糖尿病患者，缺血性心臟病與血管病變致死率大幅提高，所以，被診斷出罹患糖尿病的人，應儘早接受可信賴的醫師指示，以改善生活習慣。

近年來，小學高年級學生2型糖尿病患者持續增加，主要是飲食習慣歐美化，造成許多小孩過度肥胖所致。

醫學報告指出，孩童罹患2型糖尿病比罹患1型糖尿病，更容易併發腎臟疾病，必須注意。

爲了防止糖尿病症狀惡化與產生併發症，患者必須長期接受治療。

高齡者耐糖能力下降的原因

①老化使胰島素分泌量降低，分泌狀態也產生變化
②老化使胰島素感受性下降（胰島素抗性增加）
③老化導致糖代謝組織（肝臟和肌肉等）量以及糖代謝機能下降
④老化導致身體活動量下降

（井藤英喜、荒木 厚〈老年者糖尿病的經過與預後——連續七年的追蹤調查與檢討〉《日老醫誌》30:277-282，1993年起修改）

小知識

耐糖能下降

所謂耐糖能，就是為了讓血糖值維持在大致六〇到一六〇mg／dl的程度，保持血液內部糖利用供給與平衡的作用能力。

耐糖能下降，表示維持血糖值穩定平衡的能力減弱。

要了解自己的耐糖能是否下降，可進行七十五公克葡萄糖負荷試驗。

老化容易導致耐糖能下降。懷孕婦女也常發生這種現象，稱為妊娠糖尿病。

2型糖尿病初期沒有自覺症狀

2型糖尿病是一種逐漸惡化，須要好幾年才會出現明顯症狀的疾病。發病初期幾乎沒有任何症狀，因此，許多患者並不知道自己什麼時候罹患這種疾病。

臨床上許多2型糖尿病患者都是在進行健康檢查或者其他疾病檢查時，「意外」發現糖尿病的。

糖尿病初期患者，治療以飲食療法與運動療法爲主，基本上還不須服藥或者注射胰島素。

因爲沒有自覺症狀，所以不須服藥以及注射胰島素，但也因此，據估計高達四十五%以上的2型糖尿病初期患者，即使已經被告知罹患糖尿病，還是沒有進行任何治療。

然而，即便沒有自覺症狀，糖尿病還是會慢慢對血管造成傷害，置之不理很容易產生併發症，非常可怕。所以，糖尿病高危險群的人，應定期接受檢查與治療。

糖尿病造成動脈硬化的過程

糖尿病會緩慢地對血管造成傷害，引起併發症。特別是血管老化產生的動脈硬化，和糖尿病的關係更是密切。

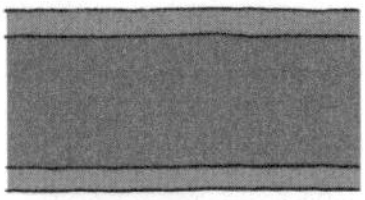

①正常的狀態
血液順暢流動的狀況。

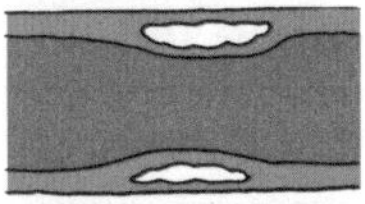

②血管內腔變窄
膽固醇等物質累積於血管內壁，逐漸形成名為「粥瘤」的脂肪塊。

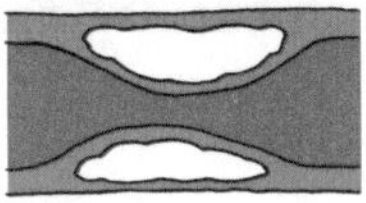

③變成動脈硬化
粥瘤進一步累積，會造成血管壁變窄，血液無法順暢流動，血壓過大，進一步造成血管硬化。

兒童1型糖尿病的發病數暨發病率

〔厚生勞動科學研究根據「小兒慢性病患登錄．評價相關研究」統計的全國小兒慢性病患新登錄案例進行計算〕

調查年度	新發病人數（男女）	發病率（男女）	男孩發病數	男孩發病率	女孩發病數	女孩發病率
1998	409	2.18	179	1.88	225	2.46
1999	486	2.59	210	2.19	270	2.95
2000	454	2.42	183	1.91	269	2.94

糖尿病的預防階段與疾病進行狀況

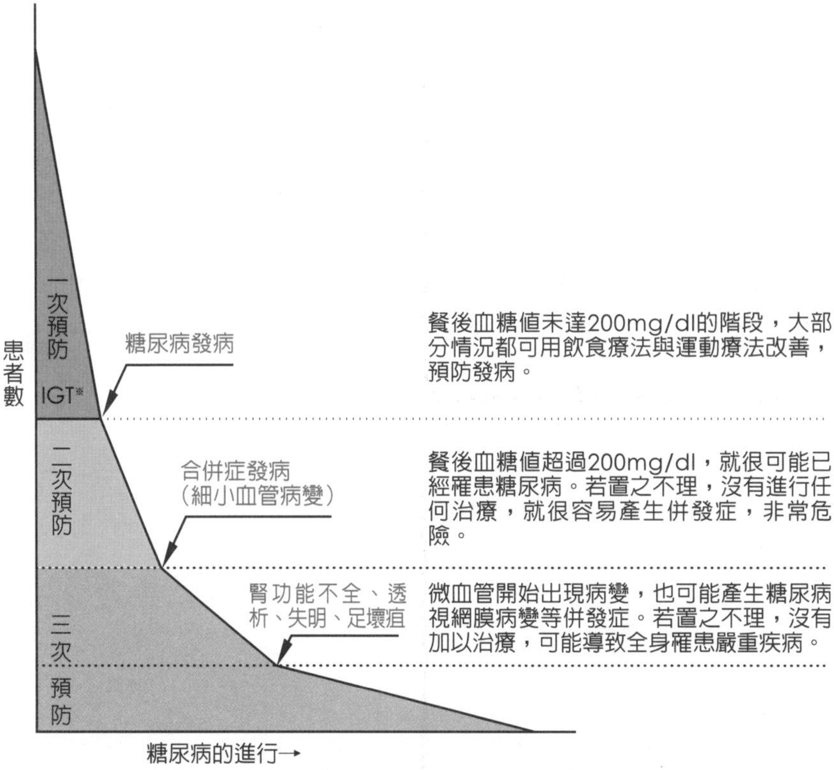
患者數
一次預防
IGT※
糖尿病發病
二次預防
合併症發病
（細小血管病變）
三次預防
腎功能不全、透析、失明、足壞疽
餐後血糖值未達200mg/dl的階段，大部分情況都可用飲食療法與運動療法改善，預防發病。
餐後血糖值超過200mg/dl，就很可能已經罹患糖尿病。若置之不理，沒有進行任何治療，就很容易產生併發症，非常危險。
微血管開始出現病變，也可能產生糖尿病視網膜病變等併發症。若置之不理，沒有加以治療，可能導致全身罹患嚴重疾病。
糖尿病的進行→

※IGT：Impaired Glucose Tolerance，指餐後血糖值未超過200mg/dl的狀況。

（參考門田悟〈不同狀況的治療方法　Rule 8〉吉岡成人、大西利明（編）《綜合治療書籍　21種可有效判斷糖尿病症狀的方法》醫學書院刊）

兒童2型糖尿病的發病數暨發病率

〔厚生勞動科學研究根據「小兒慢性病患登錄．評價相關研究」所統計的全國小兒慢性病患新登錄案例進行計算〕

調查年度	新發病數（男女）	發病率（男女）	男孩發病數	男孩發病率	女孩發病數	女孩發病率
1998	158	0.84	78	0.81	79	0.86
1999	200	1.07	91	0.94	109	1.19
2000	224	1.20	112	1.17	112	1.23

形成高血糖的原因

1. 幾乎無法分泌胰島素（1型）

胰臟內部蘭氏小島的B細胞受到破壞，幾乎無法分泌胰島素。

↓

血糖值居高不下，此時就有必要注射胰島素。

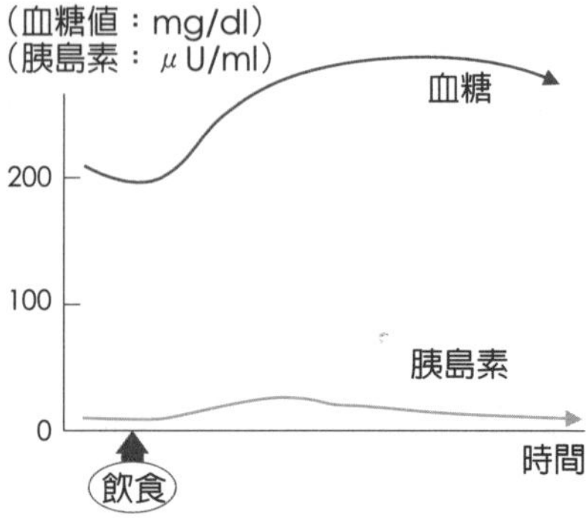

2. 胰島素量不足或分泌時間點不對（2型）

胰島素分泌量不足或胰島素分泌的時間點不對。

↓

餐後上升的血糖值一直降不下來，往後甚至連空腹時血糖值也上升。

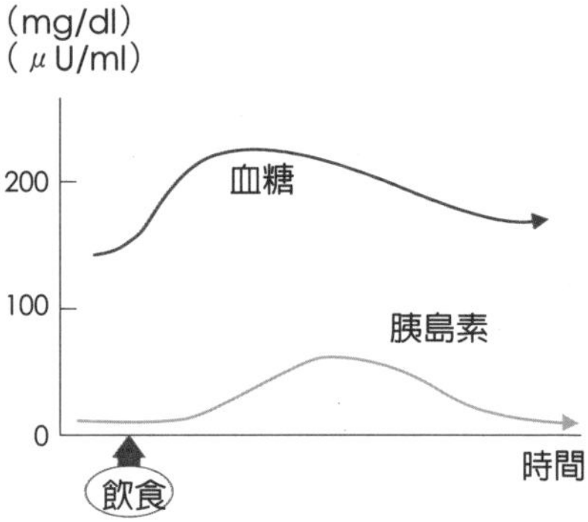

3. 胰島素分泌作用變差（胰島素抗性2型）

接受胰島素的細胞出現異常，即使分泌胰島素，也無法正常發揮作用。

↓

胰島素無法正常發揮作用，細胞無法從血液中取得葡萄糖，血糖值因此居高不下。

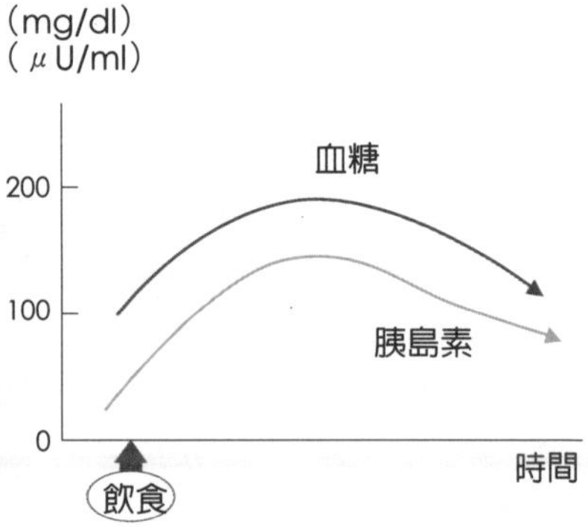

（圖表部分參照日本糖尿病學會編《糖尿病治療手冊》製作）

3

為什麼會罹患糖尿病

糖尿病的病因主要是患者本身具備這方面的遺傳體質，以及生活習慣不佳。但遺傳體質未必就會造成糖尿病。

糖尿病與遺傳的關係

確實有些遺傳基因會讓當事人容易罹患糖尿病，但容易罹患糖尿病體質的人未必就一定會罹患糖尿病。飲食過量、運動不足等生活習慣不佳，影響反而更大。

罹患糖尿病的主要原因

糖尿病發病患者中，不少人擁有容易罹患糖尿病的遺傳基因。比如，雙親或家族長輩中有糖尿病患者的人，比較容易罹患糖尿病。近來遺傳基因科學進步，也有科學家發現遺傳基因異常而導致糖尿病的狀況。

不過，遺傳了容易罹患糖尿病體質的人，未必就會糖尿病發病。原因是，糖尿病基本上屬於生活習慣造成的疾病，也就是說，絕大多數糖尿病患者都是因爲飲食習慣不佳、運動不足、壓力過大以及肥胖等因素所致。

所以，即使家族中有糖尿病患者或疑似具有糖尿病遺傳體質的人，只要維持良好的生活習慣，還是能不受糖尿病之苦。反之，有些人即使沒有家族遺傳糖尿病的問題，卻還是會因爲生活習慣不佳而罹患糖尿病。

因遺傳導致糖尿病的狀況，其發病機制相當複雜，一般認爲，幾個輕微的遺傳基因異常同時出現，就可能使人產生容易罹患糖尿病的體質。

小知識

儉約遺傳基因假說

探討遺傳基因、環境因素、生活習慣病與糖尿病的關係時，所謂的「儉約遺傳基因假說」頗受重視。

這種假說出現在一九六○年代初期，簡單講就是，人體和許多動物一樣，為了在飢餓狀態下也能生存，每個人都具備能有效利用少量食物的體質（儉約遺傳基因）。可見人不須要吃那麼飽，現代人飲食過量，正是罹患高血壓與糖尿病等疾病的主因所在。

容易罹患2型糖尿病的身體結構

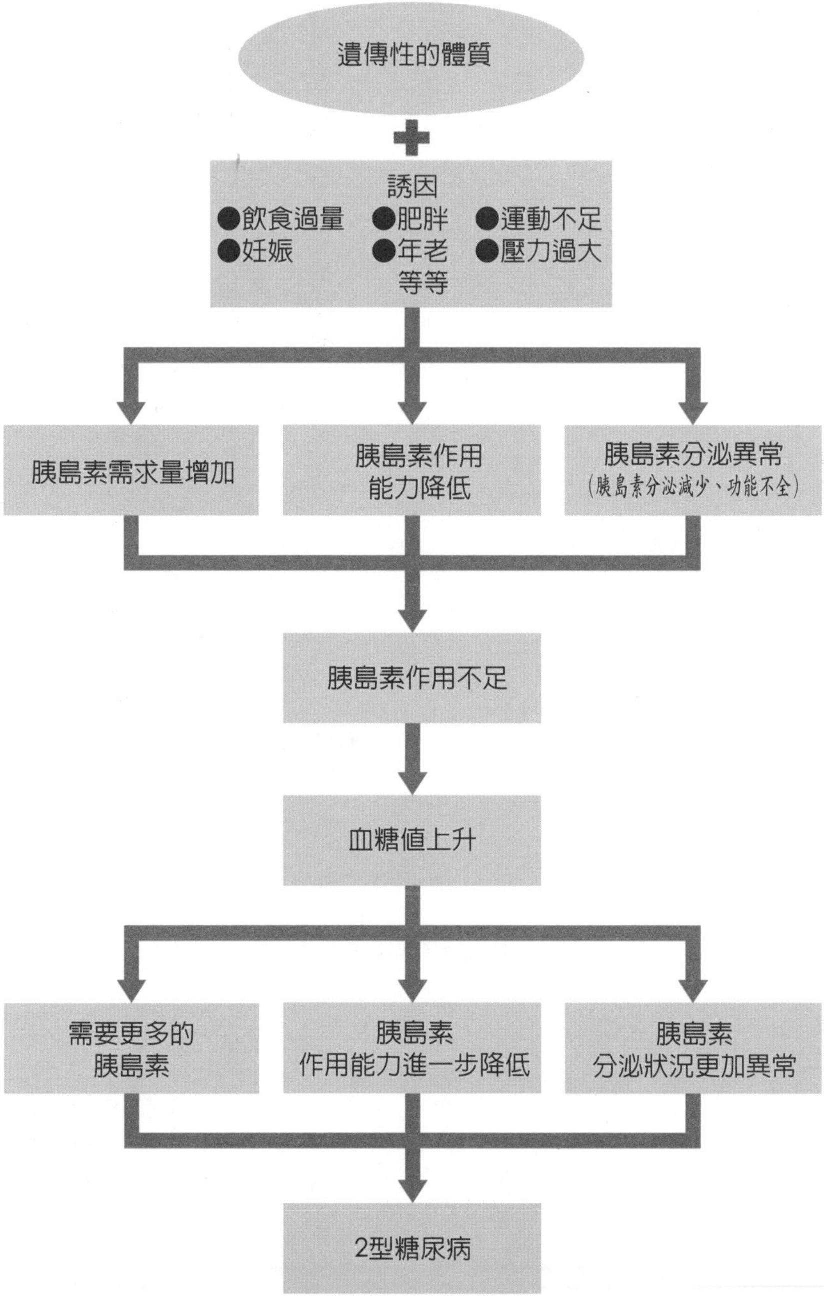

另外，即使生活習慣良好並避免各種環境因素，但只要有一個重要的遺傳基因異常，也可能導致糖尿病。

未來有關糖尿病的遺傳基因研究，還會有更深入的成果，針對如何預防糖尿病，將會有更有效的方法。

遺傳基因異常導致的糖尿病

有些人具有容易罹患糖尿病的基因，如果生活習慣不好，就容易致使糖尿病發病。因爲具有幾種容易罹患糖尿病遺傳基因而致病，這樣的糖尿病稱爲「多因子遺傳糖尿病」。

不過，到底哪些遺傳基因異常容易造成糖尿病發病，目前科學界還沒有定論。

其中，遺傳基因中的單核苷酸多型（Single Nucleotide Polymorphism，即SNP），容易使患者罹患糖尿病，是許多國家目前努力研究的重點。

同卵雙胞胎的糖尿病一致率

同卵雙胞胎的遺傳條件幾乎完全相同，但其中一個罹患糖尿病，另一個卻未必會致病。如下圖所示，不論1型糖尿病還是2型糖尿病，環境因素都是關鍵。此外，日本同卵雙胞胎同時罹患2型糖尿病的機率比1型高。一般認為，這主要是因為日本人飲食生活受歐美化的影響所致。

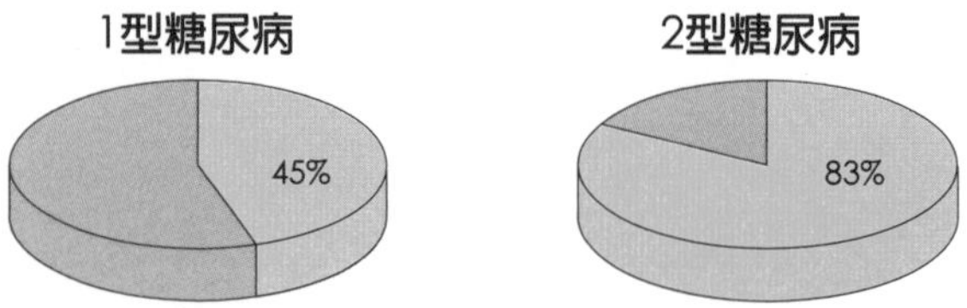

（參照《糖尿病診療事典》醫學書院刊 2004年）

小知識

糖尿病與自由基①

通常在分子最外側旋轉的電子會兩兩成對；反之，有些原子與分子內部擁有「不成對的電子」，這樣的原子與分子稱為「自由基」。

健康的人體體內各種生理反應，都會以平衡的方式進行，而自由基的主要功能是協助調整生理現象以達成平衡。

其中，特別受矚目的是「血管內皮衍生擴張因子」（EDRF）中的一氧化氮（NO）。一氧化氮就是自由基，能擴張血管，控制血壓，利用免疫功能殺死入侵的細菌和病毒等異物，以維持生理平衡。

單一重要的遺傳基因異常所導致的糖尿病

有些糖尿病患者並沒有容易罹患糖尿病的遺傳基因，卻還是因爲某個基因異常發揮作用，而使當事人罹患糖尿病。這種情況稱爲「單一遺傳基因異常導致的糖尿病」。

絕大多數單一遺傳基因異常導致糖尿病的患者，都是因爲與胰島素分泌有關的遺傳基因發生異常。年輕人尤其容易出現這類問題。

也有一些人是胰島素受體遺傳基因異常而導致糖尿病，這類患者血液裡的胰島素值會異常升高。

此外，粒線體遺傳基因異常的人，有時會出現感音性重聽、視神經萎縮、心刺激傳導障礙和心肌症等疾病。

容易導致1型糖尿病的遺傳基因異常
(1)與胰臟B細胞機能相關的遺傳基因異常
・胰島素遺傳基因（胰島素異常症、胰島素激發異常症） ・HNF-4α遺傳基因（MODY1） ・葡萄糖激酶遺傳基因（MODY2） ・HNF-1α遺傳基因（MODY3） ・IPF-1遺傳基因（MODY4） ・HNF-1β遺傳基因（MODY5） ・粒線體DNA（MIDD） ・香樹脂素 ・其他
(2)與胰島素作用傳遞機制有關的遺傳基因異常
・胰島素受體基因異常（A型胰島素抗性症、Rabson Mendenhall症候群等等） ・其他

HNF：肝細胞核因子、IPF-1：胰島素激發因子、MIDD：粒線體遺傳基因異常所導致的糖尿病（參照《糖尿病診療事典》醫學書院刊 2004年）

糖尿病與自由基②

適量的自由基可協助身體調整生理平衡，維持健康；但若體內自由基過多，卻會成為危害健康的危險因子。

糖尿病患者之所以容易罹患動脈硬化，主要原因是動脈內部容易大量產生自由基。

人體負責將細胞與細胞聯繫起來的物質是骨膠原，而骨膠原與糖結合之後容易失去彈性。若和這種狀態骨膠原結合的超低密度脂蛋白在動脈內部停留時間過長，就容易氧化。氧化的超低密度脂蛋白容易產生自由基，這樣的自由基容易傷害動脈內部，引起動脈硬化的問題。

糖尿病與環境的關係

不論1型糖尿病還是2型糖尿病，都和環境因素關係密切。特別是2型糖尿病更被稱為「生活習慣病」，與環境因素密不可分。隨著生活習慣逐漸歐美化，使得2型糖尿病發病率不斷增加。

1型糖尿病的發病與環境

1型糖尿病的環境因素主要是病毒感染。

與1型糖尿病發病有關的病毒包括科沙奇B4病毒、德國麻疹病毒、流行性腮腺炎病毒和麻疹病毒、EB（Epstein-Barr，人類疱疹病毒第四型的簡稱）病毒和細胞巨化病毒等。

病毒以外的環境致病因素則有化學物質、壓力等，不過，這部分還無法完全確定。

2型糖尿病的發病與環境

生活習慣歐美化與都市化，造成2型糖尿病發病率急速增加。

2型糖尿病發病最主要的危險因素，就是動物性蛋白質與脂肪攝取量過度增加，以及民眾喜歡吃速食、習慣開車出門導致運動不足，因此造成肥胖等。

其次的環境因素，主要是壓力過大。壓力過大時，體內會分泌胰島素拮抗荷爾蒙，使血糖值升高。

小知識

酮病

糖尿病患者罹患感染症的急性疾病時，體內所分泌的胰島素作用能力會明顯降低，使身體幾乎無法利用血液中的糖分作為能源，只好分解脂肪以產生熱量。其結果是體內產生大量的「酮體」這種物質，體內酮體過多的狀態，稱為「酮病」，情況惡化時會產生昏迷等症狀。

另外，妊娠、老化和服用藥物也可能是2型糖尿病致病的環境因素。

如何預防2型糖尿病

2型糖尿病的發病主因是飲食生活不當和運動不足等不良的生活習慣。因此，若能改善生活習慣，就可以相當程度地抑制2型糖尿病發病。

根據瑞典臨床研究，2型糖尿病發病高危險群的人若能改善生活習慣，就可得到良好的控制而避免發病。至於改善生活習慣的做法，主要有：

①降低體重五％以上。
②每日總攝取熱量，脂肪所占比例降到三〇％以下。
③每日總攝取熱量，飽和脂肪酸比例降到一〇％以下。
④食物纖維攝取量增加到一千大卡十五公克以上。
⑤每週進行快步走路等運動四小時以上。

以上列舉的五個項目中，若能確實實行其中四個項目以上，應該就能有效預防糖尿病發病。

與糖尿病有關的環境因素

1 型糖尿病	病毒感染
2 型糖尿病	肥胖
	飲食過量
	運動不足
	壓力
	妊娠
	老化
	某些藥劑

小知識

壓力

醫生常會建議糖尿病患者治療過程中，應避免讓自己承受過大壓力。那麼，什麼是「壓力」？

所謂壓力，簡而言之就是承受外部刺激時身體所產生的反應。比如，人體聽到或看到某些事物或訊息，就會刺激自己有所因應，無法充分因應就會產生壓力。

研究壓力的先驅——加拿大生理學者漢斯．塞利耶指出，適度的壓力可以激發人類能量、促進發展，但壓力過大會帶給身體與心理等多方面不良影響，這方面已經有非常多的實例驗證。

糖尿病與肥胖的關係

不只糖尿病，肥胖同時也是許多疾病的重要致病原因。由此可知，肥胖實為健康的大敵。

肥胖是導致糖尿病發病的重大原因

飲食過量、攝取過多卡路里、喝酒過度、運動不足等原因所導致的肥胖，很容易進一步造成糖尿病。根據「糖尿病實態調查」顯示，五十二．七％的糖尿病患者都有肥胖的問題。

肥胖不僅會降低身體接受胰島素的能力，更會破壞胰島素的分泌功能。原因是脂肪細胞會產生妨礙胰島素發揮作用的物質，肥胖者體內胰島素作用能力因此降低。

肥胖所造成的健康障礙

①2型糖尿病、耐糖能障礙
②脂質代謝異常
③高血壓
④高尿酸血症、痛風
⑤冠狀動脈疾病：心肌梗塞、狹心症
⑥腦梗塞：腦血栓症、一過性（短暫性）腦缺血發作
⑦睡眠呼吸暫停症候群、Pickwick症候群
⑧脂肪肝
⑨整形外科的疾病：變形性關節症、腰椎症
⑩月經異常

（參照松澤佑次、井上修二、池田義雄等人〈新的肥胖判定與肥胖症診斷基準〉肥胖研究6：18-28，2000年）

小知識

內臟脂肪

體脂肪分為皮下脂肪與內臟脂肪兩類。皮下脂肪是體表附近的脂肪，內臟脂肪則是沉入體內的脂肪。飲食過量者多餘的卡路里容易累積於體內，成為內臟脂肪。反之，若能控制飲食、適度運動，就可減少內臟脂肪的形成。

內臟脂肪堆積過多的肥胖，稱為「內臟脂肪型肥胖」，容易導致胰島素抗性與糖尿病等疾病。

肥胖導致胰島素作用能力變差的狀態，稱為「胰島素抗性」。這種狀態若是長期持續，可能連帶使得產生胰島素的胰臟機能也大幅下降。

調查顯示，肥胖導致糖尿病發病的機率，歐美人士比日本人更多。不過，和歐美人士相比，日本人就體質而言，胰島素分泌量比較少，因此在飲食習慣變差和運動不足等不良因素的作用下，日本人因肥胖所引發的糖尿病發病病例年年增加。

肥胖所造成的健康障礙除了2型糖尿病之外，還包括高血壓、痛風、心肌梗塞、狹心症、脂肪肝和月經異常等，可見許多疾病都和肥胖有關。

總之，肥胖確實是健康的重大障礙與敵人，不可不慎。

胰島素抗性的身體條件

• 肥胖	• 青春期
• 耐糖能降低	• 妊娠
• 2型糖尿病	• 多囊胞性卵巢、特納氏症候群
• 2型糖尿病患者的血緣親屬	• 生長激素過剩
• 胰島素受體異常	• 皮質醇過剩（庫欣氏症候群）
• 慢性肝疾病（肝炎、肝硬化）	• 藥物：雌激素、皮質醇、蛋白質同化荷爾蒙
• 本態性高血壓	

內臟脂肪細胞與皮下脂肪細胞的差異

	內臟脂肪細胞	皮下脂肪細胞
特徵	攝取與消耗能量失衡時迅速產生反應	主要受到長期體內熱量變化影響
生活習慣病的關聯	非常高	高

肥胖分為內臟脂肪型與皮下脂肪型兩種

根據日本肥胖學會的定義，身體質量指數BMI超過二十五的人，就屬於「肥胖」（譯按：台灣衛生署所訂的BMI標準值為二十四，BMI超過二十七者稱為「肥胖」）。有些人看外表就知道肥胖，但也有些人表面上看不出來，其實同樣屬於肥胖。看得出來的肥胖者多半是皮下脂肪型肥胖，看不出來的則是內臟脂肪型肥胖。

皮下脂肪型肥胖指的是臀部和大腿等皮下組織累積過多脂肪的肥胖。皮下脂肪的特徵之一是，一旦累積就不容易消除。

內臟脂肪型肥胖則是胃部與肝臟等內臟周圍和腹膜累積過多脂肪的狀態。男性特別常見這種類型的肥胖者。

包括糖尿病在內的各種生活習慣病，之所以發病的原因，和內臟脂肪型肥胖關係密切。

內臟累積過多脂肪時，所累積的脂肪組織會破壞胰島素的作用能力，產生「胰島素抗性」。其結果是，體內葡萄糖代謝能力變差，患者因此容易罹患糖尿病與高血壓。

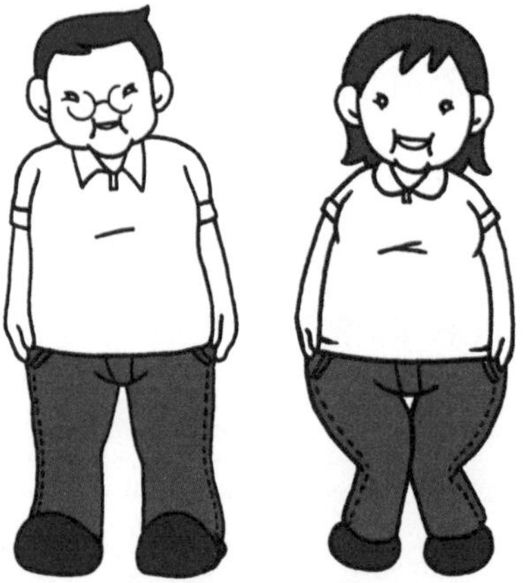

小知識

肥胖的類型① 蘋果型肥胖

蘋果型肥胖常見於男性，其主要特徵是上半身肥胖，肚子明顯突出，下半身卻不是很胖。

蘋果型肥胖又分為兩大類型，一種是皮下脂肪較厚的「皮下脂肪型」；另一種是內臟周圍累積過多脂肪的「內臟脂肪型」。比較危險的是後者，容易導致腦血管障礙、心臟病、動脈硬化症、高血壓、糖尿病、高血脂症、痛風（高尿酸血症）和脂肪肝等慢性病。蘋果型肥胖的人，肚皮上下拉扯時，若皮下脂肪很薄，可能就是「內臟脂肪型」肥胖。

判定肥胖的三種方法

●肥胖判斷法泝　BMI（身體質量指數）

國際上最常用來判定肥胖度的方法之一是BMI（Body Mass Index，簡稱BMI值）。

BMI＝體重（kg）÷（身高〔m〕×身高〔m〕）

因此，若身高170cm（1.7m）、體重70kg，BMI＝70（kg）÷（1.7×1.7）＝約24。WHO（世界衛生組織）的BMI指數標準值為23。基本上，BMI指數接近標準值，最不容易生病。反之，距離標準值愈遠的人，罹患各種疾病的機率相對提高。日本肥胖學會建議，BMI 25以上的人可視為「肥胖」。

（譯按：2006年3月底，「台灣驕傲」王建民BMI28，「過胖」的問題引起廣泛議論。事實上，根據醫學專家説法，BMI只是讓民眾自我監督健康的簡單方法，更重要的是設法維持穩定生活型態、多攝取高纖及低熱量食物、每週維持150分鐘以上的中度運動。若能培養上述習慣，BMI就算高一些也無妨。）

BMI	日本肥胖學會基準
＜18.5	低體重
18.5≦25	普通體重
25≦30	肥胖（1度）
30≦35	肥胖（2度）
35≦40	肥胖（3度）
40≦	肥胖（4度）

●肥胖判斷法②　肥胖度

另外也有一種利用標準體重與實測體重判定肥胖度的方法。

身高（m）×身高（m）×22＝標準體重（kg）
（實測體重－標準體重）÷標準體重×100＝肥胖度（%）

根據這種計算方式，肥胖度超過15%的人，可視為「肥胖」。

●肥胖判定法③　體脂肪率

可用體脂肪計測定體脂肪率，了解自己是否屬於「肥胖」。成人男性的標準體脂肪率為15～18%，女性為20～25%。男性體脂肪率超過25%，女性超過39%，就可視為「肥胖」。所以，有些人看起來很瘦，但體脂肪率過高，仍是「肥胖」。

內臟脂肪型肥胖的診斷方法

男性腰圍超過九十公分，女性超過八十五公分，或者腰部進行CT檢查時，內臟脂肪面積超過一百平方公分，稱爲「內臟脂肪型肥胖」。

有些人看起來很瘦，卻屬於內臟脂肪型肥胖，而且這種肥胖比皮下脂肪型肥胖更容易危害健康。所以，即使體格肥胖程度還未達BMI標準，有內臟脂肪型肥胖問題的人，就屬於生活習慣病的高危險群，容易產生疾病。

一九九九年日本肥胖學會制定的新肥胖症診斷標準指出，肥胖容易導致①2型糖尿病、②脂質代謝異常、③高血壓、④高尿酸血症、⑤冠狀動脈疾病、⑥腦梗塞、⑦睡眠呼吸暫停

BMI的狀況（性別・年齡階級別）

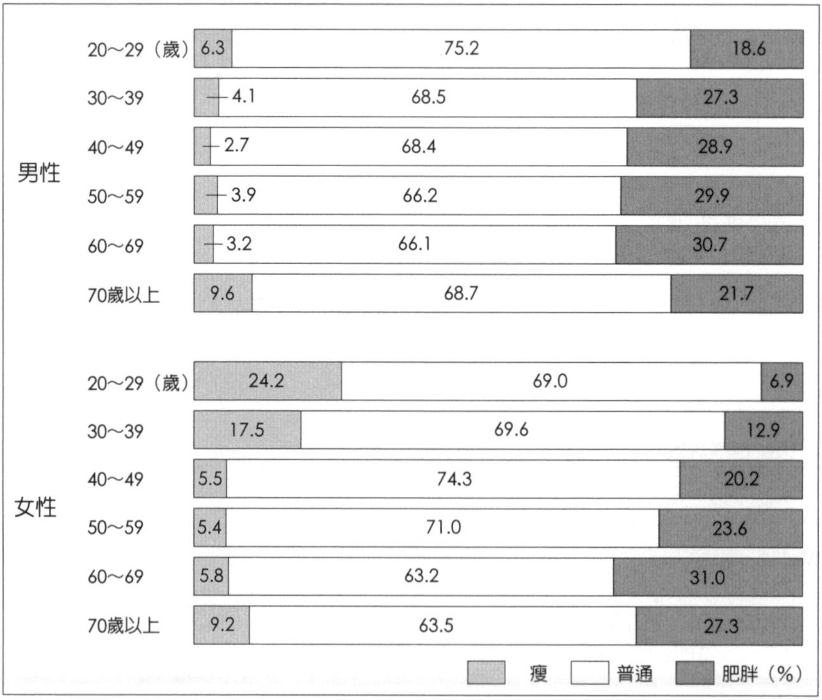

注：孕婦除外。

（取材自健康・營養情報研究會（編）《國民營養的現狀　2000年厚生勞動省國民營養調查結果》第一出版刊）

症候群、⑧脂肪肝、⑨整形外科疾病、⑩月經異常等十種疾病。

內臟脂肪型肥胖與糖尿病的關係

醫學研究已經證實，脂肪細胞所分泌的adipocytokine（荷爾蒙與細胞激素），和糖尿病與動脈硬化的發病關係密切。

爲了防止糖尿病與動脈硬化，脂肪細胞會分泌脂肪細胞素（adipocytokine）這類荷爾蒙與細胞激素，但如果內臟脂肪累積過多，脂肪細胞素的分泌量就會減少，當事人因此容易罹患糖尿病與動脈硬化。

另外，內臟累積過多脂肪，容易形成血栓，導致心肌梗塞。脂肪細胞所分泌的腫瘤壞死因子α這種物質，則會降低胰島素作用能力。

像這樣內臟脂肪型肥胖所導致的高血壓與高血脂症等疾病，總稱爲「代謝症候群」。

早期心血管等疾病的危險因素總稱爲X症候群（syndrome X，又稱爲胰島素阻抗症候群，insulin resistance syndrome）。根據疫學相關研究，包括白人、非裔與墨西哥裔美國人、印度人、澳洲原住民、印尼人、中國人和密克羅尼西亞人等，全球容易罹患「代謝症候群」的民族相當多。

內臟脂肪型肥胖的治療方法

治療內臟脂肪型肥胖的方法和治療糖尿病相同，主要是必須一併進行飲食療法與運動療法。

飲食療法不只是限制卡路里，更應控制糖分攝取量。

小知識

肥胖的類型②

洋梨型肥胖

洋梨型肥胖就是下半身肥胖的類型，常見於女性，特徵是臀部與大腿等下半身脂肪過度明顯累積。

這類肥胖者多半屬於皮下脂肪型肥胖，雖然對健康危害不像蘋果型肥胖者那麼嚴重，但容易產生關節疾病和月經異常等症狀，所以還是必須進行適度減肥。

有肥胖疑慮的人，應先確定自己是蘋果型肥胖還是洋梨型肥胖，實施伸展操等有效運動，並且適度進行節食。

附帶一提，有氧運動據說對於減少內臟脂肪特別有效。

內臟脂肪型肥胖者，運動療法通常比飲食療法更有效，只要持續認眞運動一個禮拜，就可有效減少相當多的內臟脂肪。

最好的運動方法就是快速走路與慢跑這種可每天進行的有氧運動。

飲食療法與運動療法之外的治療方法

改善肥胖的主要做法是飲食療法與運動療法，其餘還有行爲療法、藥物療法和外科療法等。

●行為療法

所謂行爲療法，就是找出日常生活中容易造成肥胖的行爲與行動模式，徹底認識之後進行改善。首先必須注意的是，反省飲食方法與食物偏好是否有問題，再進行適度的修正與改善。

●藥物療法

藥物療法就是利用藥物解決肥胖問題。常用的藥物有厭食劑（mazindol），適用於BMI超過三十五的重症患者，使用期間一般限制在三個月內。

●外科療法

外科療法使用於內科治療療效不大時，主要適用於一再發作的重症肥胖者。若能減輕肥胖者的體重，治療併發症方面也會有不錯效果。接受外科療法的人，體重再度增加的機率明顯降低。

肥胖藥的種類與效果（包括目前正在開發中的藥物）

分　類	藥品名	效　果
抑制食慾的藥劑	Fenfluramine	能促進血清素系荷爾蒙發揮作用，緩和中樞神經系的食慾，達到控制食慾的目的。
	百憂解	
	厭食劑	能促進β腎上腺素系荷爾蒙發揮作用，緩和中樞神經系食慾，達到控制食慾的目的。

標準體重表（30～69歲）

身高（cm）	男性（kg）	女性（kg）	身高（cm）	男性（kg）	女性（kg）
130	…	41.9	161	59.3	56.2
131	…	42.3	162	60.0	56.8
132	…	42.9	163	60.7	57.3
133	…	43.4	164	61.4	57.9
134	…	43.9	165	62.1	58.6
135	…	44.4	166	62.8	59.2
136	…	44.9	167	63.6	59.9
137	…	45.4	168	64.3	60.5
138	…	45.9	169	65.0	61.3
139	…	46.3	170	65.8	62.0
140	45.9	46.8	171	66.5	62.8
141	46.5	47.2	172	67.3	63.6
142	47.1	47.6	173	68.1	64.4
143	47.7	48.1	174	68.9	65.3
144	48.3	48.5	175	69.7	66.2
145	48.9	48.9	176	70.5	67.1
146	49.5	49.3	177	71.3	68.1
147	50.1	49.8	178	72.1	69.1
148	50.8	50.2	179	72.9	70.1
149	51.4	50.6	180	73.8	71.2
150	52.0	51.0	181	74.6	…
151	52.6	51.4	182	75.5	…
152	53.3	51.9	183	76.3	…
153	53.9	52.3	184	77.2	…
154	54.6	52.8	185	78.1	…
155	55.2	53.2	186	79.0	…
156	55.9	53.7	187	79.9	…
157	56.6	54.2	188	80.8	…
158	57.2	54.7	189	81.7	…
159	57.9	55.2	190	82.6	…
160	58.6	55.7			

（明治生命）

糖尿病原因的Q&A

Q 兩年前健康檢查時，醫生說我必須再深入檢查，於是進行血液檢驗，發現罹患邊界型糖尿病。最近我開始發胖，腰圍大了一圈，而且比以前更容易口渴，每天都喝很多水，我是不是已經罹患糖尿病了？

A 建議儘可能提早接受糖尿病檢查。若最近體重明顯增加，就必須特別注意。肥胖是糖尿病重要原因之一，不可忽視。

罹患邊界型糖尿病的人，只要改善生活習慣，就有機會避免罹患糖尿病。根本重點是提早接受檢查，改善生活習慣。

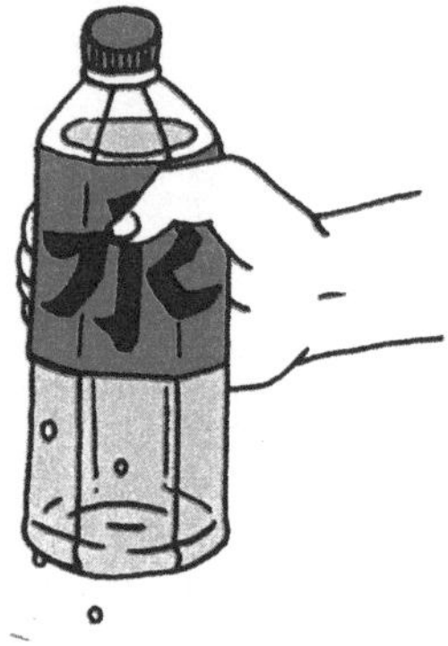

Q 我喜歡喝酒，每週大約四天，有時下午三點就開始喝，一直喝到晚上。聽說喜歡喝酒的人容易罹患糖尿病，這是事實嗎？

A 酒精裡含有大量糖分，卡路里也很高，加上許多人喝酒喜歡配鹽分與油分含量高的食物，類似這樣的飲食習慣，確實容易誘發糖尿病。

當然，如果已經產生自覺與警惕，不妨少喝一點酒，避免過度。然後，如果可以，不妨早日接受糖尿病檢查。

Q 聽說黃種人容易罹患糖尿病，這是事實嗎？

A 的確是事實。研究調查顯示，黃種人的飲食生活習慣向歐美看齊之後，罹患2型糖尿病的比率遠高於白種人。主要原因可能是脂質攝取率增加，這是糖尿病增加的關鍵因素之一。

Q 公公是糖尿病患者，十五年來持續進行飲食療法與運動療法。最近外子健康狀況惡化，我非常擔心。他飯後都坐著不動，平常也不做任何運動，又喜歡吃肉類、不吃蔬菜。半年前公司健康檢查雖無異樣，但我擔心他會不會罹患糖尿病。糖尿病如何預防？飲食是否有必須注意的地方？

A 照你的描述，你先生確實可能有容易罹患糖尿病的體質，必須保持良好的生活習慣，以避免引起糖尿病。謹守要點如下：

①飲食必須均衡，最好減少脂肪攝取，多吃牛蒡與高麗菜等食物纖維含量豐富的食物。
②飲食定時定量，最好不要吃宵夜與零食。
③注意攝取的卡路里量不要超過消耗的卡路里量。攝取卡路里量過多，容易導致肥胖。
④最少每週三到四天進行類似步行的運動，每天三十分鐘以上。
⑤儘可能減輕壓力，學習減壓的方法，保持身心愉快。
⑥小心控制酒精攝取量，不可過量。
⑦吸菸容易導致動脈硬化，有吸菸習慣的人最好戒菸。

Q 我身高一六八公分，但從高中時期起體重就高達九十公斤，雖然減肥後現在掉到八十二公斤，血壓卻仍居高不下。這種情況是不是容易罹患糖尿病？我認為我的食量並沒有比一般人多，但還是很擔心自己會不會成為糖尿病患者？

A 肥胖是導致糖尿病的重要原因之一，長期肥胖的人容易罹患糖尿病。如果你又有高血壓的問題，就更應減肥、減重。雖然你能克制，避免飲食過量，但體重仍超過八十公斤，代表所攝取的卡路里量還是太高。

不妨把每天所吃的食物列出來，一一確認是否有不當的內容或份量。比如，是不是吃太多零食或油炸品、飲酒過度等，一定有哪個地方出問題才對，請仔細自我檢查。

Q 我看起來不胖，體重不重，甚至覺得自己有點瘦，但一個月前健康檢查卻發現已經屬於邊界型糖尿病患者。我一直以為有肥胖問題的人才會罹患糖尿病，所以這樣的健康檢查結果讓我很驚訝。若情況不變，我會罹患糖尿病嗎？

A 一般而言，糖尿病患者大多肥胖。不過，也有一些人不是胖子，卻還是罹患糖尿病。

目前你雖然還不是糖尿病患者，但爲了預防發病，還是必須注意維持良好的生活習慣，飲食正常，並且做足量的運動。能注意這些要點，大概就可避免罹患糖尿病了。

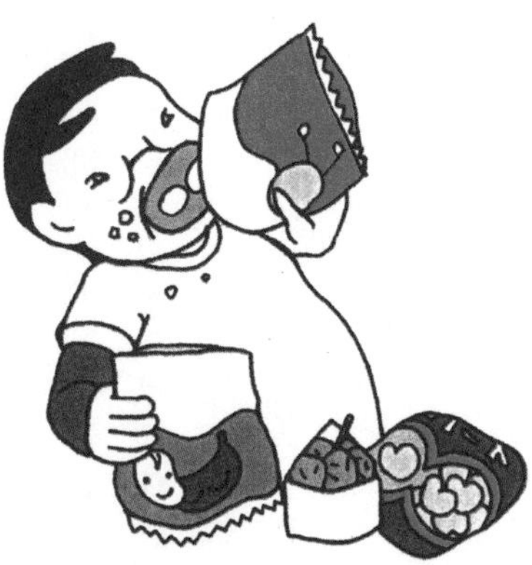

Q 我的孩子才快滿十歲，但因為食慾旺盛，食量也很大，已經有點過胖。前幾天因感冒前往醫院接受治療，醫生建議適度減重。聽說近來也有不少孩童罹患糖尿病，令我非常擔心。

A 你的孩子胖到什麼程度，沒有當場看到，我並不了解，但肥胖的孩子罹患糖尿病的病例持續增加卻是事實。所以，在此建議讓你的孩子提早接受糖尿病檢查。

發育中的小孩罹患糖尿病，食慾會比一般人更大，進行飲食療法也比大人更辛苦，因此必須給予更充分的注意與協助。另外，即使現在還不是糖尿病患者，孩童時期就持續肥胖的人，成年之後罹患糖尿病的機率會更高。

Q 我是四十一歲的家庭主婦，三個月來總共胖了六公斤，我懷疑這是不是一般常見、所謂的「中年肥胖」。我平常幾乎都待在家裡，缺乏運動，出門也習慣搭計程車。像我這樣會很容易罹患糖尿病嗎？

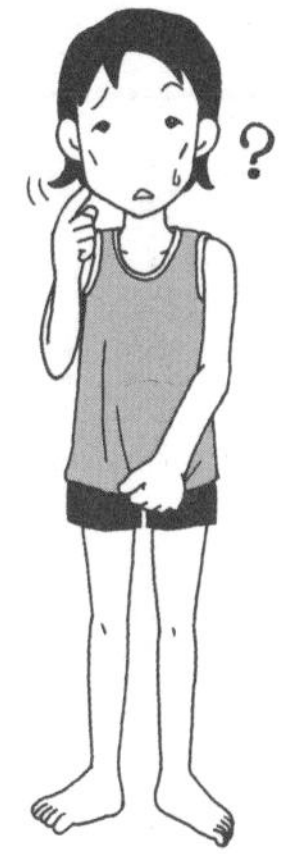

A 可能性相當高。而且，幾乎不運動的人體力相對而言較差，抵抗力減弱之後，罹患糖尿病的可能性更高。所以，最好保持適度運動，每天至少進行二十到三十分鐘散步之類的運動，這是避免糖尿病和維持身體健康的基本條件。

Q 我從學生時代到現在一直都是外食，三餐幾乎都在外面吃，這樣是否容易罹患糖尿病？

A 整體而言，外食的卡路里較高，調味料過度使用，容易讓當事人攝取過多熱量。而且外食食品的蔬菜量多半不足，纖維攝取太少，不利於健康。

此外，習慣外食的人常會偏好某些食物，喜歡吃的拼命吃，飲食難以均衡。

也因此，一般而言外，食者罹患糖尿病的機率比較高。習慣外食的人，必須小心注意飲食均衡。

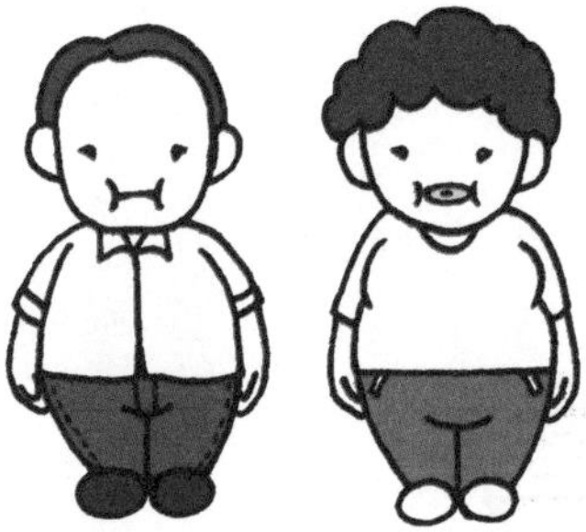

Q 不論在家裡吃飯還是外食，我的食量都很大，必須吃很多才會覺得飽，但我的體質卻是吃再多都不會胖，原本以為自己不可能罹患糖尿病，幾天前接受尿液檢查竟有明顯尿糖現象。為什麼會有這種狀況？

A 有些人看起來雖然不胖，內臟卻已經累積非常多的脂肪，這就是所謂的「隱性肥胖」。

你可能已經攝取過量的卡路里，而這些卡路里轉化成脂肪，堆積在內臟，最好提早接受糖尿病檢查。

此外，爲了減少內臟脂肪，除了食物適度減量，最好每天進行三十分鐘左右的散步運動。

Q 我的父親被診斷出罹患糖尿病，最近正值秋天，身體常會莫名搔癢，究竟是為什麼？又該如何保養皮膚呢？

A 秋冬季節，許多糖尿病患者都會感到四肢搔癢。若過度搔抓，可能會造成皮膚傷口感染。其實秋冬季節的搔癢，常是因皮膚乾燥而引起的，可在沐浴後於四肢塗抹乳液，以避免皮膚乾裂、搔癢。

不過，必須注意的是，有少部分患者的皮膚搔癢是過敏反應所造成的，例如對口服降血糖藥、胰島素或其他藥物、食物發生過敏。在過去使用動物胰島素的時代，一〇％至五〇％的患者可能產生過敏反應，這些過敏反應通常在開始治療後一至四週出現；而目前大部分患者所使用的人類胰島素，發生過敏反應的機會不到一％。如果懷疑是過敏反應引起的皮膚搔癢，應立刻請醫師診治，不可拖延。

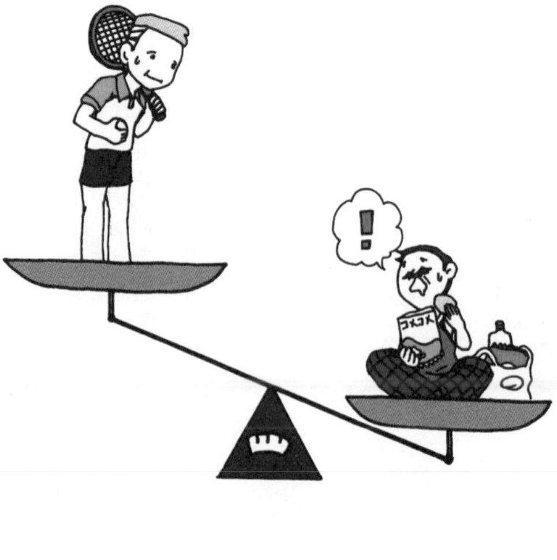

4

糖尿病的檢查

經由糖尿病檢查發現罹患邊界型糖尿病或糖尿病的人，應定期追蹤檢查，並確定是否能有效控制血糖。

關於糖尿病的檢查

糖尿病檢查的目的不只是了解糖尿病是否已經發病，診斷出罹患糖尿病的人，更應定期接受追蹤檢查，了解自己目前身體的狀況，建立自我管理的基準與目標。

糖尿病的檢查流程

糖尿病患者初期幾乎都沒有任何自覺症狀，許多人都是健康檢查時，意外發現自己罹患這種疾病。

所以，懷疑可能罹患糖尿病的人，不妨立刻到醫院接受詳細的身體檢查，檢查項目包括問診、尿糖檢查、血糖檢查和糖負荷檢查等。

檢查時若診斷出有糖尿病，應進一步確定是哪種類型，以及是否已經出現併發症。因此必須進行尿糖檢查、血糖檢查、血糖日內變動、糖化血色素A1C、血中胰島素數值、血中C縮氨酸（C肽胜）、抗GAD抗體、眼底檢查、尿中微量白蛋白，以及神經機能等檢查。

經由這些檢查，了解自己所罹患的糖尿病類型，以及是否已經出現併發症，進而針對個別的症狀決定治療方針。

診斷出罹患糖尿病的人，開始治療後仍須定期接受檢查。掌握檢查結果，建立更完善的食物療法與運動療

小知識

尋找可信賴的醫師

糖尿病患者必須有終生和這種疾病對抗的心理準備。

糖尿病是特別需要患者努力進行飲食療法、運動療法以及改善生活習慣的疾病，同時也必須先找到可信賴的醫師，做適當的檢查，定期與主治醫師討論，請求給予治療方向的建議。

目前專攻糖尿病的醫院與醫師愈來愈多，已診斷出罹患糖尿病的人，應先尋找可信賴的醫師。

法，就可有效避免糖尿病惡化。

想了解是否罹患糖尿病從問診做起

屬於生活習慣病的糖尿病，多半是因爲生活習慣不良，日積月累所致。

因此，罹患糖尿病等於是提醒自己，必須檢討自己的生活習慣是否有不當之處。

醫生爲患者進行糖尿病檢查前，會先實施問診。問診的內容可能相當廣泛，主要是爲了掌握生活習慣與體質，藉以建立適當的治療方針。

此外，糖尿病必須長期治療，因此，和醫師建立信賴關係非常重要。

所以，接受醫師問診時，應據實回答。

糖尿病的檢查流程

1. 問診	接受檢查前，先確認家族中是否有糖尿病患者，或者有家人有血糖值過高的問題。
2. 空腹時尿糖檢查	空腹時檢查尿中是否含有糖分、血蛋白和蛋白質等物質。
3. BMI測定	了解身高與體重，確定肥胖程度。
4. 空腹時血糖檢查	空腹時進行血糖值測定的血液檢查。除了血糖值之外，也必須測定糖化血色素A_{1C}等。
5. 75公克口服葡萄糖負荷檢查	喝下75公克葡萄糖之後二小時進行血糖值測定。每三十分鐘進行採血與採尿，測定胰島素分泌量的變化狀況。
6. 眼底、眼壓檢查	檢查是否有糖尿病的常見併發症──視網膜病變。這種檢查進行後三到四小時內，應避免從事開車等損耗眼力的活動。
7. 血壓脈波檢查	調查動脈硬化程度的高低。測量脈搏沿著血管壁傳遞的速度與血壓，以了解血管年齡高低。
8. 腳後跟肌腱反射檢查	檢查是否有糖尿病常見的神經病變併發症。檢查方法是，用橡膠棒輕輕敲擊腳後跟阿奇里斯腱上方，或者讓受檢者蹲下後往上跳。
9. 結果報告	請教醫師檢查結果。懷疑已經罹患糖尿病的人，應定期進行相同的檢查。若已確定罹患糖尿病，必須請醫師針對如何改善生活習慣等等，作具體指示。

問診的内容與意義

治療糖尿病的第一步是尋找可信任的主治醫師，建立良好的溝通管道，深入了解目前自身的疾病狀況。

有無自覺症狀？

糖尿病有無自覺症狀的問診，主要有兩部分，一種是「高血糖所造成的自覺症狀」，另一種是「糖尿病併發症所造成的自覺症狀」。

高血糖所造成的自覺症狀主要是多尿、口渴、多吃、體重減輕等。這些症狀在患者血糖值超過三〇〇mg／dl時特別容易出現。

糖尿病併發症伴隨的自覺症狀則是視力變差、東西看起來有兩個影子、下肢容易麻痺，以及身體浮腫等。這些問診可用來了解患者是否有糖尿病的三大併發症，也就是糖尿病性視網膜病變、糖尿病性腎病變、糖尿病性神經病變。

家族中是否有糖尿病患者？

現在許多人因爲遺傳以及生活習慣不良而罹患糖尿病。父母親爲糖尿病患者的人，體質上比較容易罹患糖尿病，因此，必須先確認是否有直系血親長輩罹患糖尿病。

小知識

生活習慣病

「生活習慣病」早期稱為「成人病」，指各種容易隨年齡增加而發病的疾病。

不過，導致罹患「成人病」的原因不只是年齡，生活習慣也是重要因素之一，因此稱之為「生活習慣病」也無妨。

「生活習慣病」除了糖尿病之外，還包括腦中風、心臟病、高血脂症與高血壓等等。

關於體重的變化

糖尿病的重大原因之一是肥胖。過度肥胖的人，糖尿病的發作機率確實會提高。

因此，醫師可能會請教你二十歲左右的體重（二十歲通常是一個人比較接近標準體重的時期）與現在體重的差異。

如果你已經比二十歲時胖了十公斤以上，或者即使現在不胖，但曾胖過的人，糖尿病發病率就比較高。不過，也有人不胖，卻還是罹患了糖尿病。

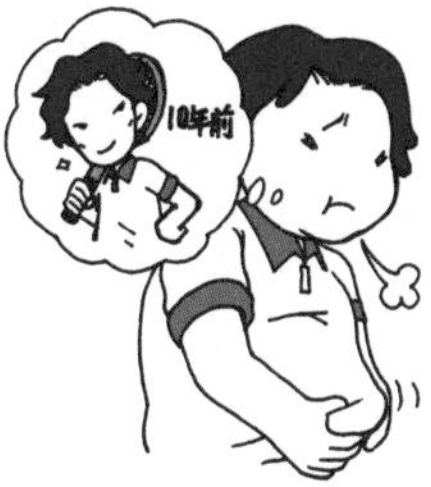

是否罹患嚴重疾病或者有嚴重受傷經驗？

糖尿病幾乎都是生活習慣不當所引起的。不過，也有少數是罹患其他重大疾病、嚴重受傷或者壓力過大所致。

有肝病、胰臟疾病、甲狀腺機能障礙等疾病，以及曾嚴重受傷的人，醫師可能會深入詢問當時有什麼症狀以及傷勢如何。

經過這類詢問與了解，就可推測當事人糖尿病發病的時期，擬定今後如何治療才有效的方針。這些詢問都很重要，所以，有類似疾病或者受傷經驗的人，就醫之前不妨先把相關重點寫下來，以便醫師詢問時能迅速且正確地回答。

小知識

α葡萄糖分解酵素

碳水化合物按照分子大小分為多醣類（澱粉、肝醣等）、雙醣類（蔗糖、乳糖、麥芽糖等）、單醣類（葡萄糖、果糖等）。

碳水化合物進入人體內之後，會在腸內慢慢分解成為單醣類小分子而被身體吸收，於是，血液內部的血糖值提高。

此時，負責協助碳水化合物進行分解的就是酵素。

協助多醣類分解成為雙醣類的酵素為α澱粉酵素；協助雙醣類分解成為單醣類的酵素則是α葡萄糖分解酵素。

日常生活相關問題

醫師爲了了解你是否可能罹患糖尿病，會詢問你是否飲食過量、運動不足、食用高脂肪食物、攝取糖分過度、飲酒過度、睡眠不足、壓力過大和吸菸等日常生活習慣相關問題。

妊娠．生產的經驗

有些女性患者因爲妊娠與生產而導致糖尿病，稱爲「妊娠糖尿病」。這種糖尿病屬於短暫疾病，生產後就可痊癒。不過，未來還是有罹患糖尿病的可能性。

還沒有妊娠與生產經驗的人，若希望以後生小孩，最好注意血糖值的管理工作。

因此，醫師多半會對懷疑自己罹患糖尿病的女性詢問妊娠與生產相關問題。

其他問題的問診

不只對於醫師詢問的內容必須詳實回答，若感覺自己有些不是糖尿病自覺症狀但令人擔心的狀況，問診時不妨主動告訴醫師。

讓醫師充分掌握患者的健康狀態與變化，對於治療工作非常重要。

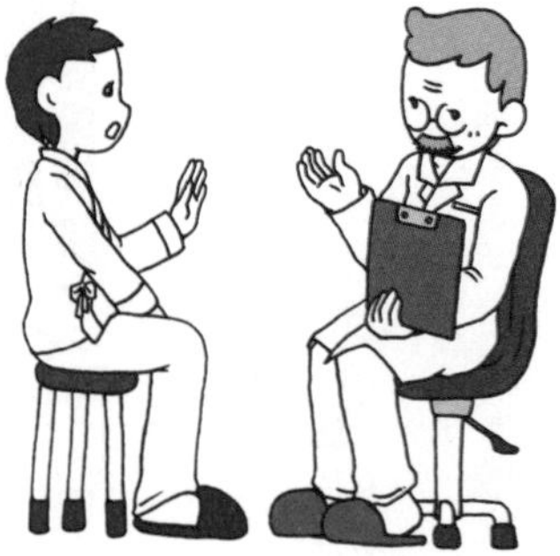

小知識

醫師問診內容舉例

- ●身體是否容易感覺疲倦？什麼時候開始的？
- ●體重是否減輕？
- ●是否容易口渴？
- ●尿液多不多？一天大概幾次？
- ●腳部是否很容易抽筋？何時開始的？
- ●視力是否明顯變差？
- ●精力是否減退？
- ●是否有便秘的現象？何時開始的？
- ●是否有下痢？何時開始的？
- ●站起來是否會暈眩？
- ●是否有手腳冰冷的現象？
- ●是否有手腳疼痛的現象？
- ●是否有手腳麻痺的現象？
- ●是否有腳部浮腫的現象？

妊娠婦女關於糖尿病的檢查流程

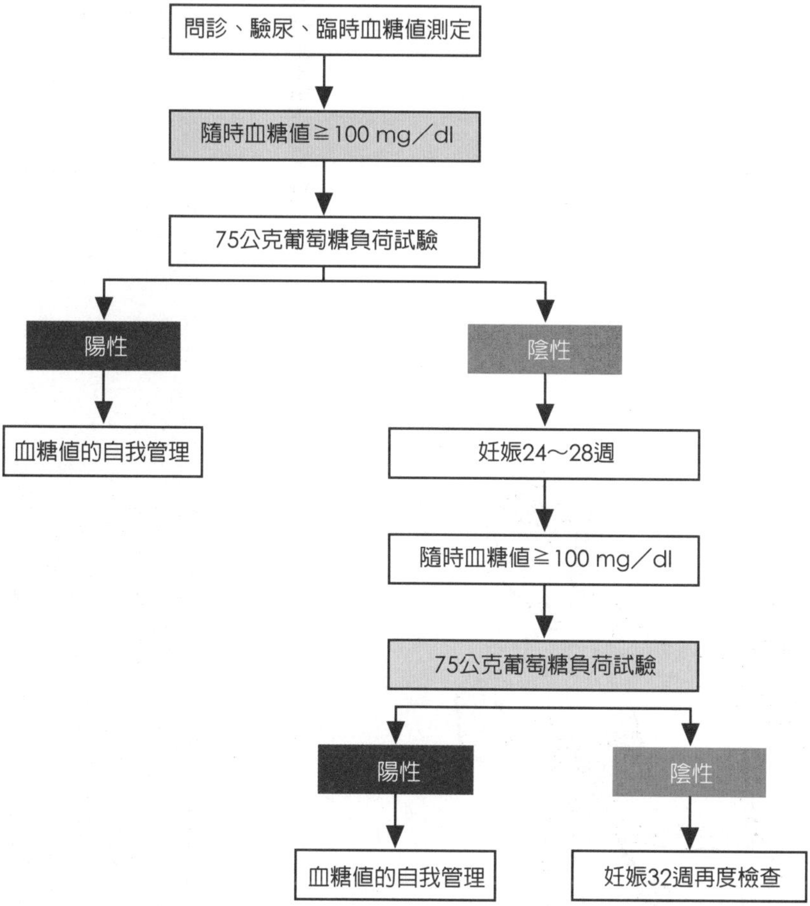

容易罹患妊娠糖尿病的孕婦

- ●家族有糖尿病患者的人
- ●生出巨嬰的人，以及之前有異常生產經驗的人
- ●妊娠之前體重BMI超過24，呈現肥胖狀態的人
- ●35歲以上的高齡產婦

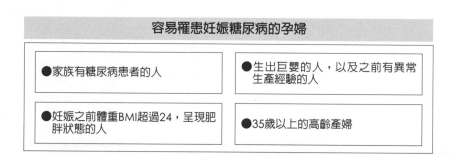

尿糖檢查

尿糖的量，個人差異很大，甚至同一個人也會因為前一天晚上攝食食物不同而產生差異。因此，只靠一次檢查，很難就此斷定是否罹患糖尿病。

尿糖檢查相關問題

尿糖檢查主要目的在於了解尿液所含的尿糖量。

罹患糖尿病的人，其腎臟近曲小管無法針對葡萄糖進行再吸收，多餘的糖分就會經由尿液排出體外，使得尿糖值升高。

通常人體一天會產生三〇到一三〇毫克的尿糖，若血糖值超過一六〇到一八〇mg／dl，尿糖值就會明顯提高。

不過，尿糖的個人差異很大，有的人即使尿糖檢查發現尿糖量很大，卻也可能不是糖尿病患者，因此很難只靠尿糖檢查就斷定是否罹患糖尿病。

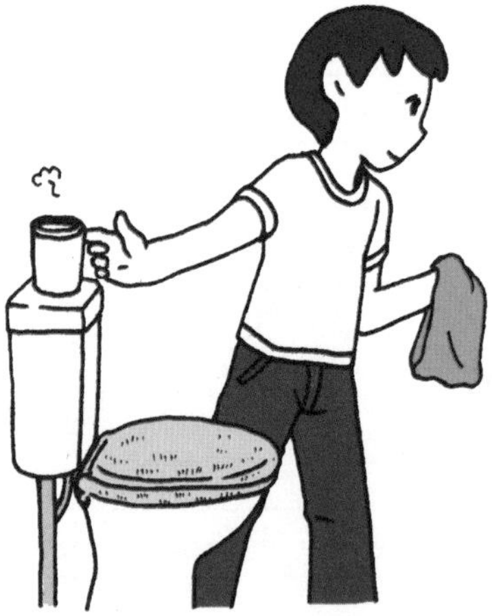

小知識　尿糖檢查結果的注意事項

尿糖檢查結果即使出現尿糖，只靠一次檢查也無法據此就斷定是否罹患糖尿病。

有些人即使非糖尿病患者，也可能因為前一天晚上吃了某些食物而隔天出現大量尿糖。

所以，檢查的前一天晚上最好避免吃甜不辣這類含大量油分的食物。

此外，糖尿病高危險群的人，應定期接受檢查。

每天的血糖曲線（例）

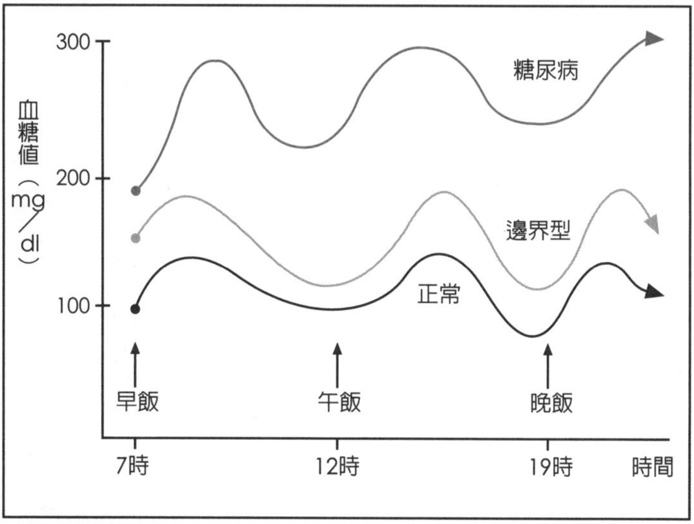

＊飯後血糖值都會升高。

採尿方法	尿液的採取方法與檢查內容
隨時尿	只取中間與後半部尿液。之所以放棄前半部尿液，主要是因為一開始的尿液容易摻雜累積於膀胱內或尿路的沉澱物質與尿道細菌，只有中後半部的尿液能反映出尿液內部的溶解成分。
早晨尿	前一天晚上就寢時完全排尿，隔天早上起床排尿的前半部丟掉，只取中後半部。這是安靜睡眠時的濃縮尿液，若出現異常，很可能代表當事人生病。
分杯尿	用來確認出血部位何在的採尿方法。開始排尿到三分之二的尿液放進第一杯，剩下的放第二杯，調查哪杯出現血尿，就可知道出血部位（二分杯尿試驗法）。
蓄　尿	收集一日或一定時間的尿。用這種方法可了解腎功能、每天尿蛋白的量、鹽分攝取量與排泄狀況等。

血糖檢查

血糖檢查的主要內容有空腹時的血糖值、隨時血糖值和葡萄糖負荷試驗三種。三種之中只要有一種超過基準值，就可視為罹患糖尿病。

關於血糖檢查

主要內容有空腹時血糖值、隨時血糖值和葡萄糖負荷試驗三種。檢查的結果，若有一項超過標準值，即可診斷爲糖尿病高危險群。不過，血糖值容易受前一日的飲食、飲酒與壓力等因素影響，所以，嚴格來說只靠一次檢查並無法斷定是否爲糖尿病患者，因此必須進行兩次以上的血糖檢查。

血糖檢查結果屬於糖尿病高危險群的人，應進行其他更進一步的檢查。

空腹時血糖值

一般血糖值的檢查方法是，起床之後尚未吃早餐時採取血液，檢測血糖值。但有個前提，必須前一天晚飯之後沒有再進食，否則就容易失準。

通常空腹血糖值一一〇到一二五mg／dl視爲異常，一二六mg／dl以上視爲糖尿病患者。

超過一二六mg／dl的人，容易出現視網膜病變等細小血管併發症。

小知識

能簡單進行的糖尿病檢診

糖尿病檢診有些方法很簡單，比如，日本某些醫療檢驗公司推出「宅配」服務，使用者只要採取自己的血液數滴，滴在醫檢所送來的試紙寄回，就有專責醫療機構進行檢測，有些還會提供是否應接受治療的建議。想接受這類檢查的人，可透過網路與超商申請。

隨時血糖值

不管有沒有吃飯或任何時間都可採血檢查的血糖值，稱爲「隨時血糖值」。

空腹時，血糖值七〇到一〇〇mg／dl爲正常範圍。

飯後血糖值最好不要超過一八〇mg／dl，這是維持健康的基本條件。罹患糖尿病的人，空腹時血糖值容易超過一二六mg／dl，隨時血糖值容易超過二〇〇mg／dl。

通常很難靠一次測定隨時血糖值就斷定是否罹患糖尿病。有時必須視病況程度，反覆進行血糖檢查。

糖尿病的診斷基準

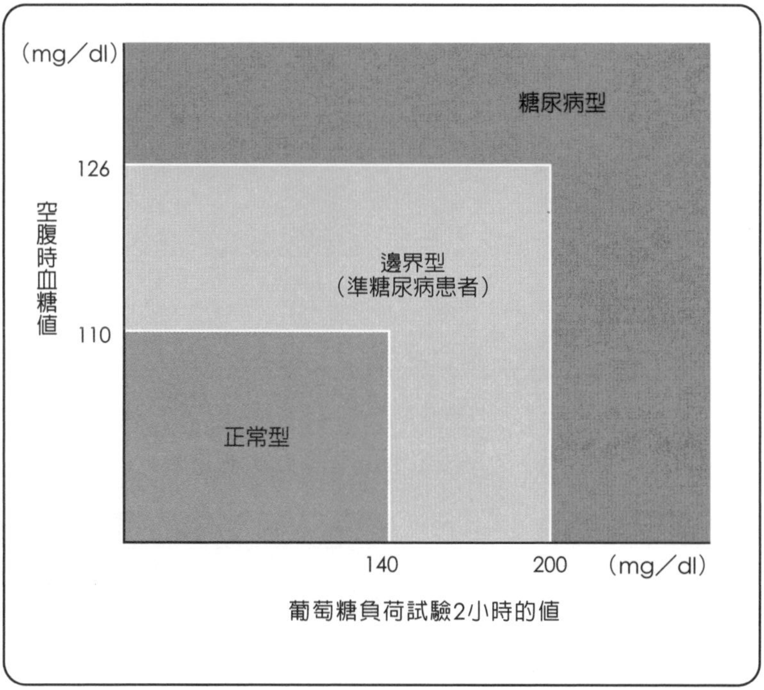

(1999年，日本糖尿病學會)

葡萄糖負荷試驗

葡萄糖負荷試驗是診斷是否罹患糖尿病常用的方法。

做法是早上空腹時服用七十五公克葡萄糖（澱粉分解溶液），並且分別在服用前、服用後三十分鐘、六十分鐘、九十分鐘、一二十分鐘、一百八十分鐘採血，進行血糖值測定。

葡萄糖負荷試驗二小時值超過二○○mg／dl者，可視爲「糖尿病型」。

檢查之後診斷爲糖尿病邊界型，表示當事人未必已經罹患糖尿病，但必須改善飲食習慣，維持足夠的運動量。

葡萄糖負荷試驗的血糖曲線

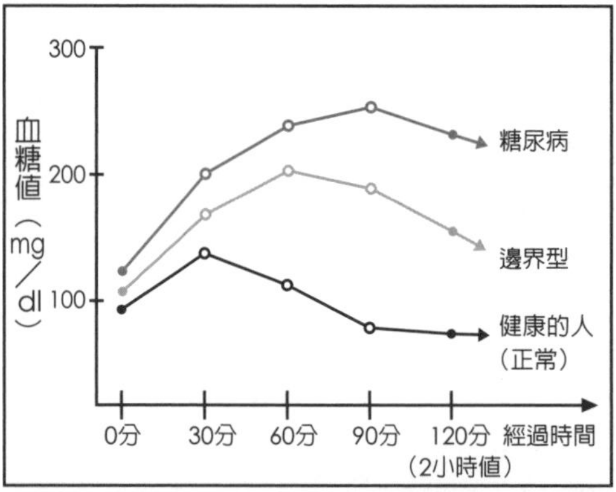

＊糖尿病患者喝下葡萄糖後，血糖值就一直降不下來。

糖尿病型的診斷順序

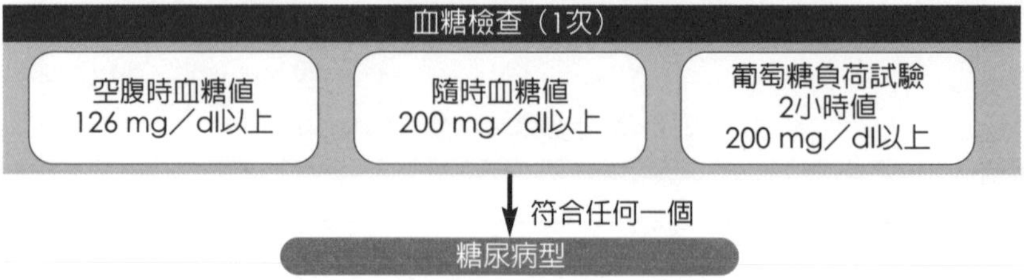

糖尿病的檢查與診斷流程

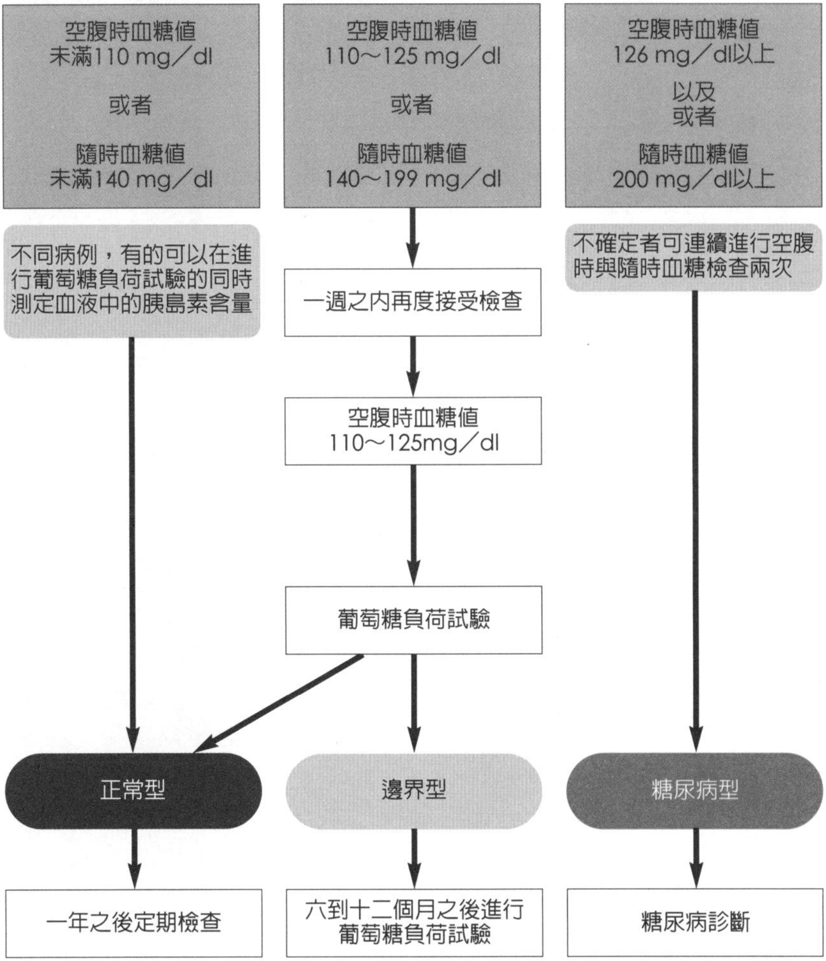

小知識

胰島素的發現

一九二一年加拿大多倫多大學學者班廷與貝斯特兩人，在該大學生理學教授馬克羅德主持的研究室，對用來做實驗的狗動手術，取出胰管，並且成功地從胰管中抽取出胰島素。胰臟機能被破壞的狗很快就罹患糖尿病，兩人再為這條狗注射胰島素，確認狗的血糖值立刻下降。

一九二二年，因罹患糖尿病而病危的十四歲男子，注射胰島素之後奇蹟似地復原，這項成就讓班廷與馬克羅德兩人獲得諾貝爾生理醫學獎。

糖尿病狀態的調查

被診斷罹患糖尿病的人，應該進一步檢查自己屬於哪種類型的糖尿病以及症狀如何。要避免糖尿病惡化，必須進行定期檢查，這是不可或缺的工作。

糖尿病狀態與嚴重程度的檢查

除了尿糖檢查與血糖檢查之外，糖化血色素檢查（血色素A1C〈HbA1C〉檢查）、葡糖血蛋白檢查、C縮氨酸檢查、尿酮體檢查等等，這些檢查都可用來了解糖尿病的狀態與嚴重程度。

糖化血色素檢查（血色素A1C〈HbA1C〉檢查）

了解日常血糖控制狀態的檢查，稱爲「糖化血色素檢查」。

這項檢查又稱爲「血色素A1C檢查」。日本糖尿病提供的糖尿病治療手冊（二〇〇二～二〇〇三年）指出，血糖控制目標應訂爲糖化血色素不超過六・五%。

糖化血色素以及血色素A1C是葡萄糖與血中紅血球的血色素結合的成果。血糖值提高，葡萄糖就會更容易和血色素結合。

血色素和葡萄糖結合，會持續到紅血球壽命結束爲止。紅血球壽命通常三到四個月，所以，這項檢查可讓我們了解過去一到二個月的血糖狀態。

血糖控制的目標值

控制狀況的優劣	糖化血色素A1C值（%）
優	不足5.8%
良	5.8～6.4%
可	6.5～6.9% 不充分 7.0～7.9% 不良
不可	8.0%以上

飯前和飯後血糖值會產生巨幅變化，血色素A1C則不受吃飯影響，因此，這項檢查可正確了解血糖控制狀態。

葡糖血蛋白檢查

這項檢查可了解二到四週內的血糖控制值，比糖化血色素檢查更早知道血糖控制的變動狀況。

所謂葡糖血蛋白就是，葡萄糖和血液內部血蛋白結合的成果。

根據目前的測定方法，葡糖血蛋白的基準值爲十一．四到十五．六%。

C縮氨酸檢查

C縮氨酸檢查的做法是測定血液與尿液所含的C縮氨酸（C肽胜）量。

C縮氨酸是一種胰臟製造胰島素過程中形成的物質。

C縮氨酸量增加之後，胰臟製造的胰島素增加。反之，C縮氨酸量減少，胰臟就不太分泌胰島素。

因此，進行C縮氨酸檢查可了解胰島素的分泌狀況，診斷當事人的糖尿病屬於哪種類型。

尿酮體檢查

胰島素無法順利作用時，也就是無法順利地將葡萄糖轉化成爲能量而加以利用，體內脂肪就會被分解成爲能量。分解脂肪所需物質則是酮體，酮體量增加後會和尿液一起排出體外。

因此，檢驗尿液內部的酮體量，就可知道胰島素分泌狀態。

小知識

血糖控制的指標①

血糖值

血液每一dl（公合）葡萄糖含量用mg（毫克）表示，健康的人早上空腹時，血糖值大多不超過一〇〇mg／dl，飯後則不太超過一六〇mg／dl，不妨以此作為血糖控制的目標值。

血糖控制的指標②

一．五脫水山梨糖醇

可反應檢查時間點往前推數日的血糖狀態。血糖排泄後，脫水山梨糖醇的濃度也會降低，因此，檢查結果高一點比較好，基準值大致十四．〇μg／ml（微克／毫升）以上。即使只是輕度的高血糖，脫水山梨糖醇檢驗也會敏感地反應。

其他檢查方法

除此之外，血液內部的原胰島素、胰島素感受性試驗等檢查，也可了解糖尿病的類型與診斷。

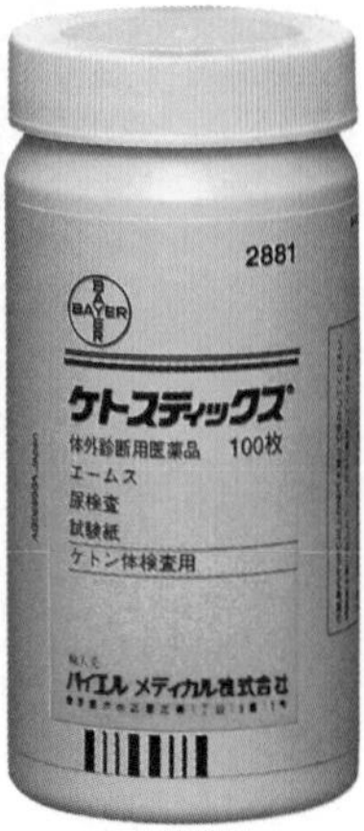

■可檢驗尿酮的試紙

利用這種試紙，可輕易檢測出尿酮體狀況。

使用尿酮體試紙進行尿酮體檢查的做法

1 用乾淨、乾燥的容器乘尿，然後將試紙浸入，馬上取出來。

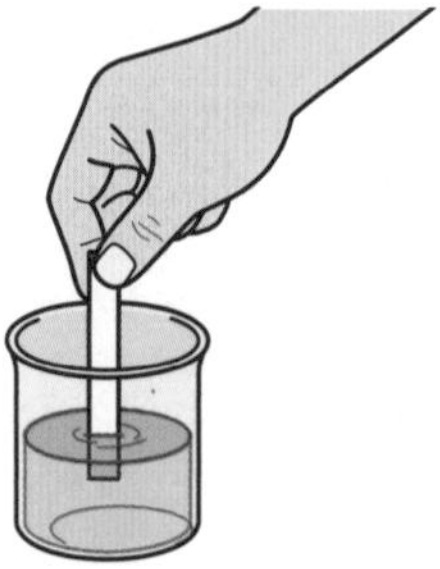

2 將試紙的一端輕輕碰觸容器邊緣，排除多餘尿液。

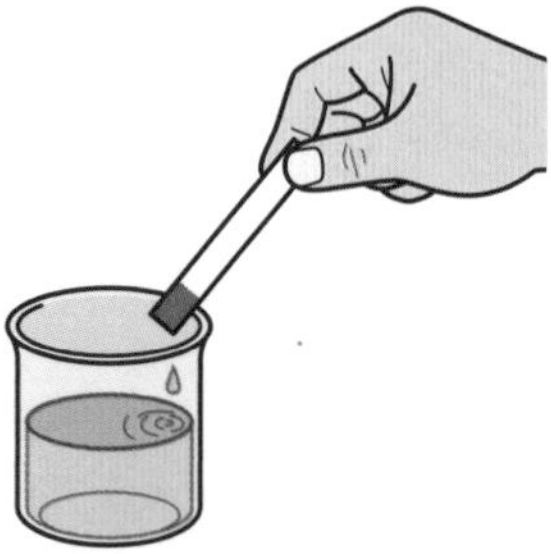

3 15秒之後，將試紙顏色變化的部分和比色表比對，就可知道檢查的結果。

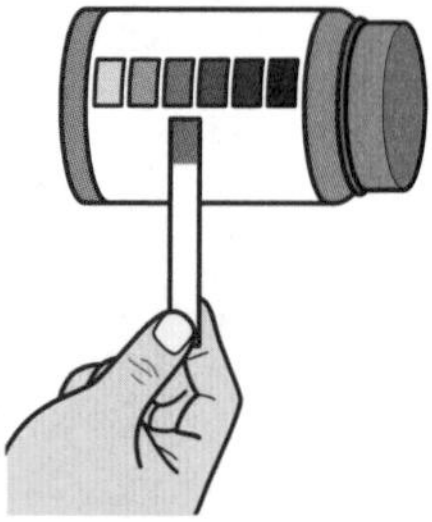

血糖控制的指標③ 葡糖血蛋白

葡糖血蛋白是血糖與血清之血蛋白結合的比率，可反應過去二到四週期間的血糖狀態，基準值為十一．四～十五．六％。

血糖控制的指標④ 果糖胺

可反應從檢查時間點往前推一到二週期間的血糖狀態，基準值為二〇五到二八五μmol／ml。

血糖控制的指標⑤ 血色素A1C（Hb A1C）

這是血糖控制狀態優劣的指標。紅血球內部的血紅蛋白（血紅素），與葡萄糖結合形成糖化血色素的比例多少，用百分比（％）表現，基準值為四．三～五．八％。

血色素A1C可反應檢查時間點往前推一到二個月期間的

了解糖尿病狀態的主要檢查

種　類	內　容	基準值
糖化血色素檢查	測定血液內部血色素A_{1C}（糖化血色素的一種）數值的檢查。 這項檢查可了解一到二個月前的血糖控制狀態。	4.3～5.8%
葡糖血蛋白檢查	了解血液內部葡糖血蛋白含量高低的檢查。這項檢查能知道二到四週前血糖的控制狀態。若高血糖狀態持續，血液內部葡萄糖與血蛋白結合形成的葡糖血蛋白量就會增加。	11.4～15.6%
C縮氨酸檢查	測定尿液中所含的C縮氨酸量，就可了解胰臟分泌了多少胰島素。進行這項檢查，若發現胰島素分泌正常，血糖值卻降不下來，代表當事人可能有胰島素抗性。	每日50～100μg
尿酮體檢查	檢查尿液內部所含酮體量，即可知道胰島素作用能力充不充分。酮體是脂肪分解之後所產生的「廢棄物」，若胰島素不足，身體無法利用葡萄糖作為能源，就會燃燒脂肪，尿液就會出現更多的酮體。	陰性（－）

※不同醫療機構，基準值多少有些差異。

血糖狀態。血色素A_{1C}值高的人，代表過去一到二個月期間，血糖處於較高狀態。

小知識

自我測定血糖

這是確認血糖控制狀態有效方法之一。

利用市售血糖自我測定器在家裡自行測試血糖值，在日本愈來愈盛行。

最近即使沒有接受胰島素注射的糖尿病患者（症狀較輕微的人），也有許多人在醫生建議下使用這種自我掌握血糖狀況的方法。

糖尿病併發症的檢查

糖尿病高危險群若沒有定期檢查，可能會使糖尿病發作或者進一步惡化，甚至產生各種併發症。為了提早發現併發症，並及早治療，以下的檢查非常重要。

應定期進行三大併發症的檢查

高血糖值狀態持續，會使血管負擔愈來愈大，微血管與神經因此容易出現異常。

糖尿病三大併發症主要就是微血管與神經病變所引起的疾病。

首先，集中在視網膜的血管若產生病變，就會出現糖尿病性視網膜病變（糖尿病網膜症）。因此，糖尿病患者每年至少必須進行一次眼底檢查。

糖尿病性腎病變的檢查，主要有尿蛋白檢查與尿中微量血蛋白檢查。

糖尿病患者至少每半年到一年應接受一次這兩項檢查。

糖尿病性神經病變的檢查主要有肌腱反射檢查，這項檢查可在家裡自行操作。另外也有振動覺檢查與知覺檢查等。

眼底檢查

糖尿病性視網膜病變是糖尿病患者最容易產生的併發症之一。

患者應遵照主治醫師指示，定期

小知識

併發症

所謂併發症，就是因某種疾病連鎖帶動而造成的其他疾病。

比如，高脂血症患者容易動脈硬化，導致缺血性心臟病、腦梗塞和動脈瘤等疾病。

高血壓容易引起缺血性心臟病、腦血管病變、腎功能病變等疾病。

接受眼底檢查，確認是否有網膜與血管病變。

調查神經病變的檢查

此項檢查利用塑膠製槌子敲打膝蓋下方及腳後跟阿奇里斯腱，以了解反射能力是否正常、皮膚感覺是否鈍化。另外，也可進行振動覺檢查。

若神經病變繼續惡化，反應更加遲鈍，就應使用肌電計這種機器，檢查神經傳導速度是否異常。

動脈硬化的檢查

糖尿病患者血管承受的壓力提高，容易出現動脈硬化的問題，動脈硬化則會造成心肌梗塞與狹心症等疾病，因此，糖尿病患者應定期接受心電圖檢查，了解心臟是否有異常。

此外，有些醫生會建議糖尿病患者接受胸部X光檢查，確認大動脈與心臟是否有異常。

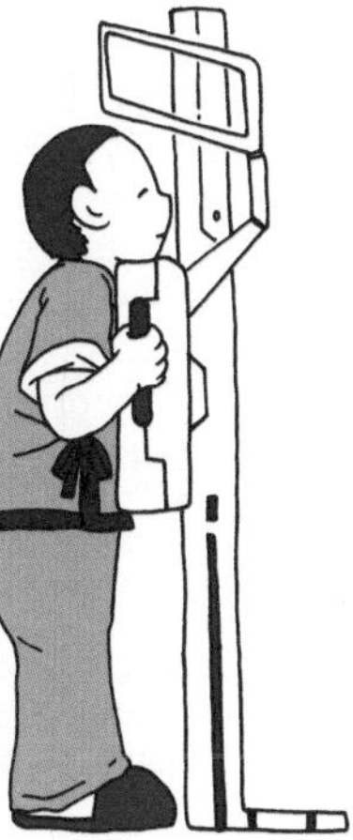

其他檢查

其他還有一些可用來測定血壓與膽固醇值的方法。糖尿病惡化容易引發各種併發症，患者應配合進行這些檢查。

小知識

檢查時的注意事項

接受糖尿病相關檢查的患者，若醫生建議前一天限制飲食，請確實遵守。

常有一些狀況是，患者接受檢查前沒有遵照醫師「前一天晚上八點之後不可進食」的指示，結果造成檢查無效，必須重來。

不只糖尿病檢查，其他疾病的健康檢查，若醫師有類似指示，患者就必須確實遵守。

糖尿病併發症的主要檢查

糖尿病性視網膜病變	
眼底檢查	糖尿病性視網膜病變的檢查。利用眼底攝影機檢查眼底血管是否出現異常。若發現有病變或出血，就可判定為糖尿病性視網膜病變。進行這項檢查之後，最好三到四小時內不要從事開車等消耗眼力的活動。

糖尿病性腎病變	
尿中微量白蛋白檢查	這是能早期發現糖尿病性腎病變的尿液檢查。即使尿液中只有很少的白蛋白，也能檢測出來，提早發現腎功能降低的狀況。正常值為每日30毫克以下。
尿蛋白檢查	糖尿病性腎病變的尿液檢查。腎臟功能降低時，大量蛋白質會隨尿液一起排泄出來，因此從尿液蛋白的量可了解腎臟是否有病變。正常值為每日130毫克以下。

狹心症與心肌梗塞等	
胸部Ｘ光檢查	調查心臟與肺臟之狀況，以及有沒有動脈硬化的檢查。是否有心臟肥大或肺炎、肺結核等異常狀況，也可藉此確認。
心電圖檢查	可檢查是否有糖尿病所導致的動脈硬化、狹心症、心肌梗塞和心律不整等症狀。檢查方法是利用心臟跳動時產生的微量電流，用波形圖記錄下來。

糖尿病性神經病變	
肌腱反射檢查	可用來檢查糖尿病性神經病變。用塑膠製槌子輕輕敲打膝蓋下方或阿奇里斯腱，正常人能蹲下又往上跳，若有神經病變，就跳不起來。
知覺檢查	利用音叉進行檢查。振動中的音叉放在腳踝等處，測量患者所感受到振動的時間長短。神經病變愈嚴重的患者，感覺到有振動所需時間愈長。
心跳變動測定	了解自律神經是否病變的檢查。利用心電圖可以看出心臟跳動變化狀況。若自律神經有病變，吸氣與吐氣時的心電圖變化就會降低。

其他檢查

- 血壓測定：藉由定期檢查血壓數值，可預防心肌梗塞與腦血管病變。
- 血中脂質檢查：測定血液內部膽固醇與中性脂肪值，可預防動脈硬化。
- 肝功能檢查：利用血液檢查了解肝功能是否正常。
- 腹部超音波檢查：可發現肝臟、胰臟和腎臟等臟器是否有異常。

糖尿病檢查的Q&A

Q 聽說糖尿病性腎病變初期幾乎沒有任何症狀，那麼應如何進行檢查才能發現病情？

A 糖尿病各項併發症中，視網膜病變可用眼底檢查發現，壞疽可經由診察確認。相對的，糖尿病性腎病變的初期症狀則不易發現，幾乎沒有任何自覺症狀，因此，除非疾病已經非常嚴重，否則患者不會有自覺。

目前可了解初期腎病變的方法主要是「尿中微量血蛋白檢查」。

長期高血糖的患者，腎臟容易受到影響，尿液中開始出現微量血蛋白。

藉由尿液檢查發現血液中的微量白蛋白，可確定當事人是否已經出現初期糖尿病性腎病變。

這種問題若置之不理，可能就會變成腎功能不全。反之，初期階段若能進行嚴格血糖控制，就可避免惡化。

控制血糖的方法之一是定期接受尿液檢查，確認血液中是否有血蛋白。

Q 醫師說我罹患糖尿病，因此定期前往醫院接受檢查，但最近因為工作很忙，連假日都沒有休息，是否有不必上醫院也能在家自我進行檢查的方法？

A 有的。可以使用某些醫院或醫療檢驗所提供的採血器具，從指尖採取血液，然後利用血糖自我測定器進行自我診斷。

主要可根據血液內部糖化血色素A1C

值高低，診斷是否罹患糖尿病。

做法以及所需器材費用，請個別詢問相關醫療院所與藥局。

糖化血色素A1C數值過高，就必須請教醫師改善之道。

Q 糖尿病有各種檢查方法，其中為什麼用來了解一到二個月之前血糖狀態的糖化血色素A1C檢查那麼重要？

A 測定糖化血色素A1C，就可知道血液過去一到二個月的平均血糖值。

進行這種檢查，不會受到檢查前一天飲食狀況的影響。

糖化血色素A1C檢查可有效預防產生併發症。了解過去一到二個月的平均血糖值，對於今後進行飲食療法、運動療法與藥物療法，也都能作爲不錯的參考。

Q 我於三年前接受糖尿病檢查，被告知是「準患者」。一年前再度檢查，說是「罹患糖尿病機率相當高」。今年再度接受檢查，卻變成「很可能已經罹患糖尿病」。為什麼每次檢查狀況都不一樣？

A 是否已經罹患糖尿病，只靠一次檢查並無法確認，所以即使不是糖尿病患者，若檢查前一天吃太多東西或者檢查當天身體狀況不同，也可能導致檢查結果的差異。

若醫師說你可能罹患糖尿病，最好不久之後再接受一次糖尿病檢查。糖尿病邊界型的患者，血糖值會產生細微變動，應連續進行數次檢查。

這個階段的患者若能注意飲食、保持足夠運動，就可有效避免罹患糖尿病。

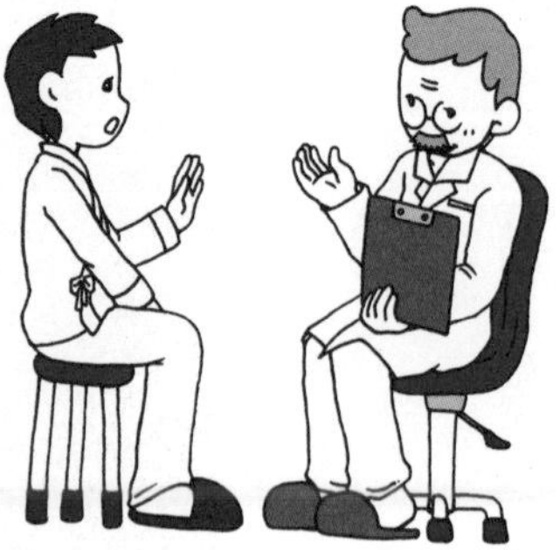

5

飲食療法

糖尿病患者最重要的療法就是飲食療法。能有耐心地克服過度旺盛的食慾，實施正確的飲食療法，並且減少壓力，就可避免糖尿病惡化。

避免糖尿病惡化的飲食療法

飲食療法的主要做法是保持飲食營養均衡，改善胰島素作用不足的問題，有效控制血糖值，並且預防併發症產生。

糖尿病治療不可或缺的飲食療法

糖尿病治療不可或缺的就是飲食療法。糖尿病與飲食過程中糖代謝系統失衡有關，因此，患者必須接受醫師指導控制食物攝取量與攝取方法，以減輕胰臟負擔，維持正常血糖值。

飲食療法最重要的是自我管理。患者必須反省自己過去的飲食習慣是否有錯誤，並在醫師指示下加以改善。

適當能量的計算方法

- 先算出標準體重，再根據標準體重算出一天所需的適當熱量數值。

〔標準體重的算法〕

身高（公尺）× 身高（公尺）× 22＝標準體重（公斤）

〔適當熱量的計算方法〕

標準體重(公斤）×體重1公斤所需熱量（Kcal，大卡）＝適當熱量的量

運動強度	工作型態	每公斤
輕	進行室內工作或不常出門的人（行政人員、家庭主婦等）	25大卡
普通	沒有特別須勞動的人（營業員、售貨員等）	30 大卡
重	從事勞動工作的人（體力勞動者、運動選手等）	40 大卡

什麼是飲食療法？

飲食療法的主要目的是改善糖尿病的致病原因，也就是胰島素作用不足的問題，藉由自體血糖控制，讓人體獲得日常生活中必需而均衡的營養。

飲食療法要有效，必須先確認當事人每天適當攝取熱量的數字。工作不太須要花費體力的人，體重每公斤約須二五到三〇大卡。三大營養素分配比率則是醣類五〇到六〇％、蛋白質十五到二〇％、脂質二〇到二十五％，以及其他維生素與礦物質等。

算出總需求量之後，再分早、中、晚三餐進食，每次間格約五到六小時。

戰後日本人的營養攝取狀況調查顯示，所須總攝取熱量沒有太大改變，但醣類攝取比例降低，脂質攝取比例卻不斷提高。而脂質攝取比例愈高的人，罹患糖尿病的機率愈大。就日本人而言，傳統日式料理的吃法，三大營養素的分配比例可以說是比較理想的。

所謂適當的熱量攝取，主要就是每天必須攝取足夠的卡路里。不只糖尿病患者，任何人每天都必須攝取足夠的卡路里才能維持正常生活。因此，了解自己每天所須的卡路里量，不只可避免糖尿病惡化，也能減少過量的卡路里攝取。

大部分2型糖尿病患者都是肥胖或飲食過度而致病，因此，治療之際，醫師都會建議嚴格實施飲食療法，進行食物減量。

不適合糖尿病患者的飲食習慣

• 偏食、營養不均衡	• 吃飯速度太快
• 習慣吃得很飽	• 喜歡吃高脂肪與油炸食品
• 三餐不定時	• 喜歡吃甜點與糕餅
• 喜歡喝酒	

靈活運用食物代換表

操作方法簡單，外食也可派上用場的食物代換表，提供營養均衡的菜單，值得進行飲食療法者參考。

什麼是食物代換表？

診斷出罹患糖尿病的患者，必須接受主治醫師的飲食相關指導，徹底遵行，但很多人卻缺乏恆心貫徹始終。

主要原因是糖尿病初期幾乎沒有症狀，患者不會有那麼強的警覺心。另一個重大原因是，即便醫師建議每天攝取卡路里與醣類的比例應該是多少，但對於患者而言，只有少數人能清楚知道自己每頓飯吃進多少卡路里。

爲此，日本糖尿病學會製作了《糖尿病治療用的食物代換表》（譯按：類似我國行政院衛生署所編之《中華民國飲食手冊》）。

這份食物代換表根據主要營養素將食物分爲六大類，以八十大卡爲一單位，同類的食物可以彼此代換。

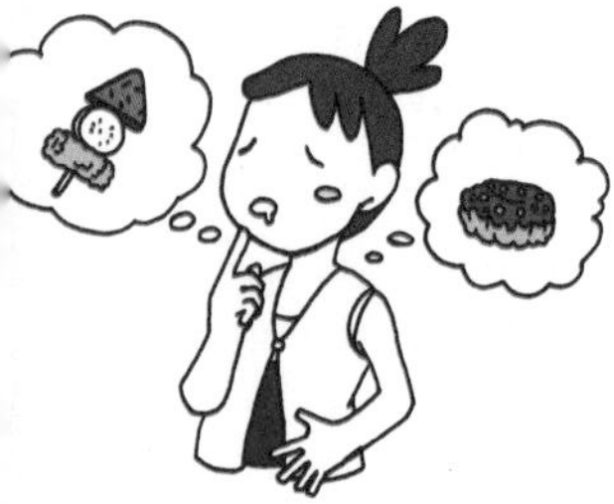

小知識

一日總攝取熱量

診斷罹患糖尿病的患者，每日適當總攝取卡路里，男性約為一千六百大卡，女性約為一千四百大卡。

不過，勞力工作者或者體力消耗較大的人，須要消耗更多熱量，不妨與醫師討論，適度增加所攝取的卡路里。

食物代換表的食物分類

主要含醣類的食物	
表1	穀物（米飯、麵包、麵類）、芋頭地瓜類、醣類較多的蔬菜與種子、豆類（大豆除外） 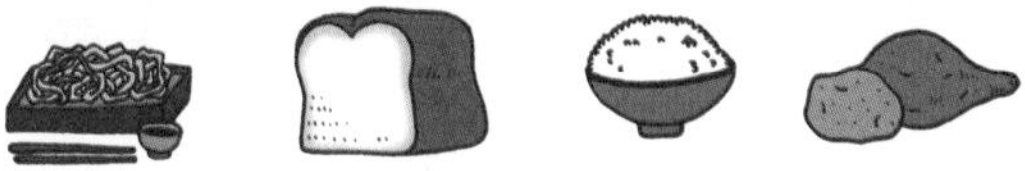
表2	水果類 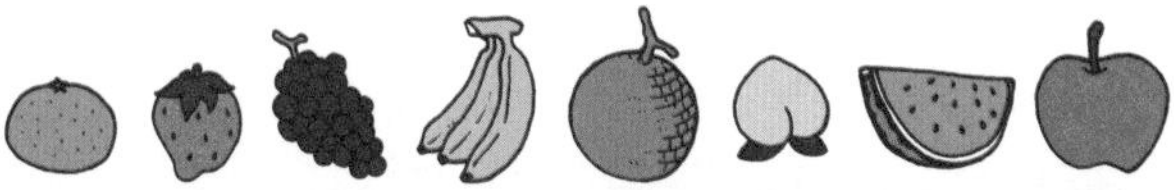
主要含蛋白質的食物	
表3	魚貝類、肉類及其加工製品、蛋類、起司、大豆及其製品 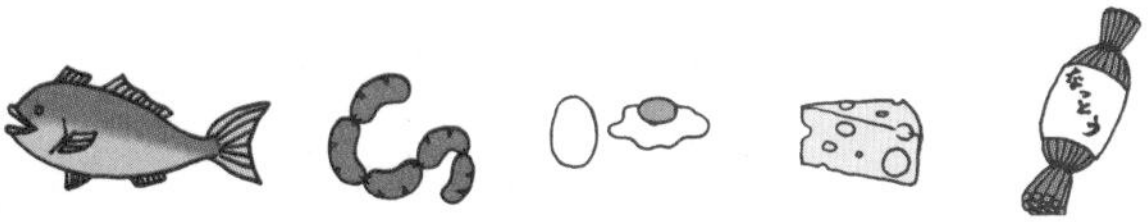
表4	牛乳與乳製品（起司、奶油除外） 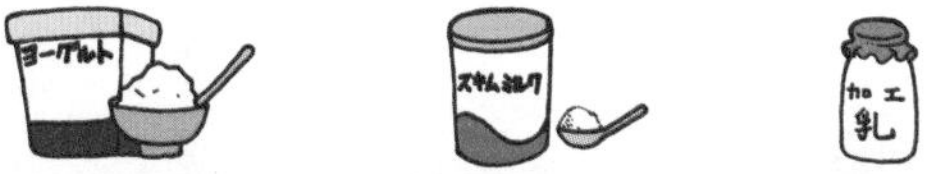
主要含脂質的食物	
表5	油脂、多脂性食品（奶油、生奶油、豬肉的肥肉、培根、芝麻等） 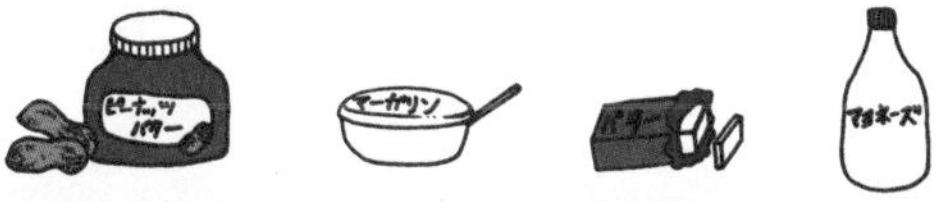
主要含維生素、礦物質的食物	
表6	蔬菜（含醣類較多的蔬菜除外）、海藻、香菇、蒟蒻 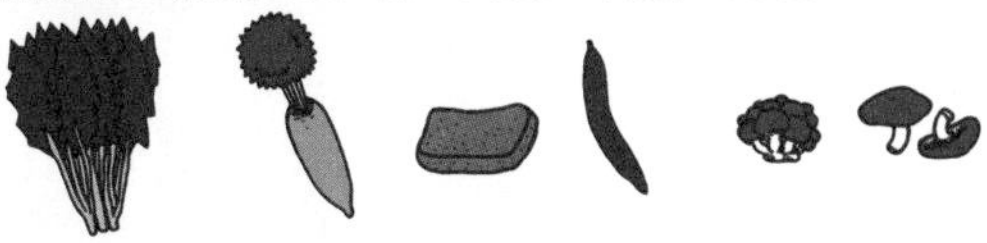
調味料	味噌、砂糖、味醂、番茄醬等

（參照日本糖尿病學會編《糖尿病治療用的食物代換表》第六版）

操作時的注意事項

食物代換表雖然根據營養素，將日常食物分爲六大類，但其中有些食物不易分類，或者量多量少時會導致分類不同，必須注意。

●容易弄錯分類的食物

・培根、豬肉白肉

因爲是肉類，大部分的人可能會認爲應歸類於表3，但這兩種食物脂肪含量較高，所以列在表5中。

・花生、芝麻等

雖然是種子，但油脂含量較高，所以列入表5。

・大豆

豆類原本都列入表1，但大豆是良質蛋白質的重要供給來源，所以列入表3。

・起司、奶油

乳製品原則上列入表4，但起司含有大量蛋白質，所以列入表3。奶油脂肪含量較多，因此列入表5。

●食用量多寡會造成不同分類的食物

・南瓜·蓮藕等

少量食用時，這兩種食物可列入表6；若大量食用就應列入表1。

・毛豆

和南瓜一樣，少量食用時列入表6；多量食用時列入表3。

小知識

肥胖者如何減肥

●減少砂糖攝取

首先，應了解自己平常每日攝取多少砂糖，然後自我警惕不可攝取過多砂糖。七千大卡的熱量相當於一公斤體重。

●避免油膩、含油量高的食物

肥肉與甜不辣等油炸食物應避免食用。

●每日攝取七十公克蛋白質

腎功能正常的成年人，每日攝取蛋白質低於七十公克，可能導致肌肉無力、基礎新陳代謝無法順暢進行，能量燃燒也會受到阻礙。

以八十大卡為一單位計算

食物代換表爲了方便進行卡路里計算，通常以八十大卡爲一個單位。

因此，醫師建議每日攝取卡路里量一千六百大卡的人，每日攝取的食物熱量就是二十個單位。

不過，若只知道單位，患者可能無法確認該吃多少份量。因此，相當於一單位的各種食物份量也可分別用公克表現。

下表是各種食物多少公克等於一個單位的分類說明表，使用者可藉此輕易了解各種食物多少量所能提供的熱能。熟悉照表操作後，就可有效進行食物代換與熱量控制。

相當於一個單位（八十大卡）的食物份量

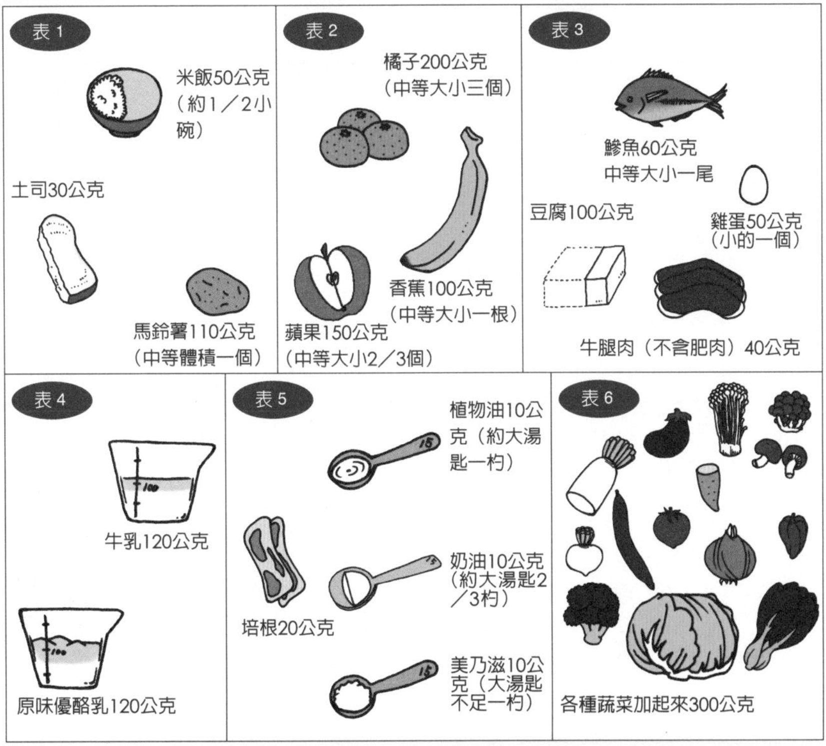

（參照日本糖尿病學會編《糖尿病治療用的食物代換表》第六版）

同一類食品可以自由代換

同一類食品單位數相同的，可代換使用，這也是食物代換表方便之處。

比如，不想吃米飯的人可以吃麵包，不喜歡吃肉的人可以吃魚。不過，如果減少米飯而多吃肉，會改變三大營養素的比例，並不建議。基本上，想大幅改變營養配置時，最好與主治醫師或營養師商量。

將食品分爲六大類，從每大類之中選出自己喜歡的食品。靈活使用這份食品代換表，就可以一方面享受豐富的飲食生活，一方面持續進行飲食療法。

應積極攝取的食品

醣類、蛋白質和脂肪三大營養素

糖尿病患者食物清單

患者姓名　　　　　先生／小姐

醫師指示的每日熱量　　　　1600大卡　　　　每日的單位（20.0）單位

群類別	[表1] 穀物、芋頭、豆類等	[表2] 水果	[表3] 肉、魚、貝、蛋、大豆	[表4] 牛乳等	[表5] 油脂、多脂性食品	[表6] 野菜、海藻等	調味料 味噌、砂糖等
一日的單位	11	1	4	1.5	1	1	0.5
早飯	3		1			0.3	
午飯	4		1		1	0.3	
晚飯	4		2			0.4	
副餐或零食		1		1.5 (牛乳200毫升)		(一日300公克)	0.5

年　月　日

小知識

分食（少量多餐）

若每日三餐容易造成飯前與飯後血糖值變化過大，不妨改成每日進食五餐。進行胰島素療法時容易產生低血糖的人，最適合這種做法。少量多餐是有效的食物療法之一，值得參考。

補食

進行藥物療法的人為了預防出現低血糖，應隨時準備口含、能快速攝取熱量的簡單食品。比如，預防睡眠過程出現低血糖，可於睡前吃點宵夜。這類補食的份量應配合醫師所指示的每日攝食熱量，不可超過太多。

參考食品代換表製作的食品構成表（舉例）與三大營養素分配比

一日指示熱量	一日攝取指示單位數	食品代換表各表別單位數							一日指示單位之三大營養素分配比（熱量比）		
		[表1]	[表2]	[表3]	[表4]	[表5]	[表6]	調味料	醣類	蛋白質	脂肪
1200（kcal）	15（單位）	7	1	3	1.5	1	1	0.5	57（%）	18（%）	25（%）
1300	16	8	1	3	1.5	1	1	0.5	59	19	23
1400	18	9	1	4	1.5	1	1	0.5	58	18	23
1500	19	10	1	4	1.5	1	1	0.5	60	18	22
1600	20	11	1	4	1.5	1	1	0.5	61	19	21
1700	21	12	1	5	1.5	1	1	0.5	58	18	23
1800	23	13	1	5	1.5	2	1	0.5	57	17	25
2000	25	14	1	5	1.5	2	1	0.5	60	18	23

※一日指示熱能的近似單位數

（參照日本糖尿病學會編《糖尿病治療用的食物代換表》第六版）

應均衡攝取，然後必須搭配足夠的維生素、礦物質與食物纖維。

特別是食物纖維的攝取，對於治療糖尿病具有明顯效果。

蔬菜、香菇與海藻等食物所含的纖維，可延遲營養素在腸道被吸收的時間，有助於抑制血糖值上升，並且能幫助排出體內蓄積過多的膽固醇，預防動脈硬化等疾病。

因此，食品代換表中表6的食品，應每日充分攝取。

儘可能避免攝取的食品

米飯、麵包、麵類與砂糖都屬於醣類，其中砂糖最應避免攝取。理由是，這幾種醣類食品中，砂糖被消化道吸收的速度最快，容易造成血糖值急速上升的危險狀況。

小知識

特定保健用食品

近來食品廣告常看到「糖尿病患者或準糖尿病患者醫師推薦食品」的宣傳字句。

糖尿病屬於生活習慣病，因此，從預防的角度看，患者要增進健康，確實必須配合醫師指示，進行飲食療法。所謂「特定保健用食品」，就是符合食品衛生標準，並且醫學上證明對改善或預防糖尿病有效的食品。

大部分糖尿病特定保健用食品，都可避免患者飯後血糖值過度上升。但畢竟只是食品，無法根本治療，患者還是必須積極且全面地進行飲食療法、運動療法與藥物療法等治療。

因此，糖尿病患者應避免含有大量砂糖的糕點與飲料。

如果真的很想吃甜食，可以用紅豆煮成低糖的紅豆湯等甜食來取代。

無論如何，想吃點甜點的人應加以減糖，或者選擇使用代糖，每份熱量不超過一單位（八十大卡）的點心。

除此之外，辛辣以及滷味等含有大量鹽分的食品，容易造成高血壓，糖尿病患者應儘可能避免食用。

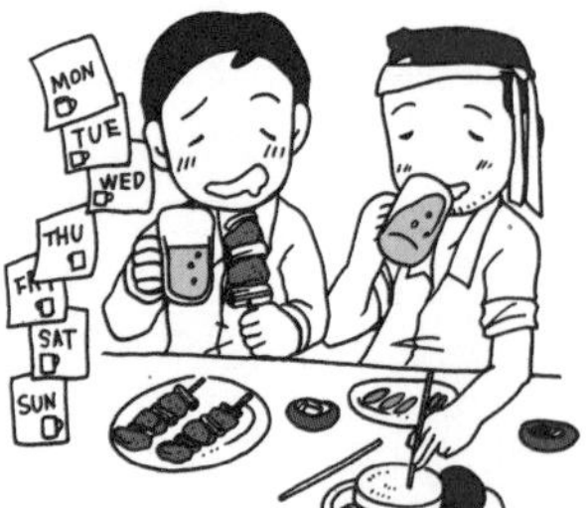

應積極攝取的食品
含有大量維生素、礦物質的食品
例）甘藍、番茄、青椒、小黃瓜、胡蘿蔔和菠菜等。 許多醫師建議應限制飲食的糖尿病患者，都有微量營養素不足的問題，因此應加強攝取上述食品。 醫師建議限制攝取卡路里的糖尿病患者，應少吃醣類與肉類食品，多吃蔬菜，如此也可加強補充維生素與礦物質，達到營養均衡的目的。
多吃含有大量食物纖維的食品
例）牛蒡這類蔬菜、香菇、海藻類、蒟蒻和豆類等。 可避免血糖急速上升，促進體內排出多餘的膽固醇，因此應多攝取。

儘可能避免攝取的食品
含有大量砂糖的食品
例）蛋糕、果汁、罐裝咖啡（加糖）和糖果點心等。 砂糖消化速度快，容易造成血糖值急速上升。糖尿病患者除了應避免食用蛋糕與飲料之外，餐點中的砂糖使用量也必須加以控制。
含有大量鹽分的食品
例）梅干、滷味、鹽漬食品、鱈魚子、魚乾和烏魚子等。 過度攝取鹽分，容易造成高血壓。許多加工食品與鹽漬食品含有大量鹽分，糖尿病患者應避免食用。
含有大量膽固醇與飽和脂肪酸的食品
例）花枝、鮑魚、肝臟、雞蛋、奶油和肉類等。 攝取含有高量膽固醇或動物性脂肪的食品，血液內部脂肪增加，容易引起動脈硬化等疾病，這類食物應儘可能避免食用。

酒精飲料的熱量與份量

食品名	份量（毫升）	熱量（大卡）
清酒	180	約190
啤酒	350	141
	500	202
發泡酒	350	158
	500	225
葡萄酒	100	73
紹興酒	100	127
燒酒（甲類）	100	206
燒酒（乙類）	100	146
威士忌	100	237
白蘭地	100	237
伏特加	100	240
琴酒	100	284
萊姆酒	100	240
梅酒	100	156

酒精飲料的攝取

不少糖尿病患者認為酒精容易使糖尿病惡化，不宜飲用。但事實上，醫學上酒精並不會對糖尿病造成直接不良的影響。

但糖尿病患者還是應避免過度攝取酒精飲料，原因是，酒精飲料每公克含有七大卡的熱量，而且幾乎不含營養成分。

此外，許多人飲酒時喜歡搭配高鹽分與高卡路里的零食，對糖尿病患者而言相當危險。

嗜酒的人雖然不易戒酒，但為了避免糖尿病惡化，還是應該自我控制。

小知識

酒精性低血糖

酒精會妨礙肝臟進行糖代謝，因此有些人喝酒之後出現血糖值降低現象。喝酒之後低血糖造成的意識障礙與昏迷，容易被親友誤認為是單純的酒醉而沒有加以治療，相當危險。因此，發現糖尿病患者喝酒之後陷入昏睡，必須立刻給予補充糖分（果汁或糖果）。若患者已經無法攝取糖分而繼續昏迷，應呼叫救護車送醫治療。

糖尿病患者若要追求健康，還是應儘量避免攝取酒精飲料。

長期進行飲食療法的正確做法

首先必須具備正確的飲食療法知識，然後針對自己的狀況進行食物調配，重點是持之以恆。

若完全失去飲食樂趣飲食療法就不容易持續

人活著就要吃，人一生中最不可或缺的就是飲食。

雖然糖尿病患者都必須進行飲食療法，適度地自我控制，但對於大多數人而言，飲食還是生活中最不可或缺的樂趣之一。

如果糖尿病患者因實施飲食療法過於嚴格而失去飲食樂趣，恐怕就無法持續，治療效果就會變差。

因此，實施飲食療法時，患者首先必須建立正確的知識，然後將實踐內容和主治醫師、營養師討論。

基本做法是「吃八分飽」。飲食療法其實不困難，大部分只要根據常識，多吃對身體有益的食品，避免偏食和過量，就可在不太壓抑食慾的情況下，順利達到飲食療法的目標。

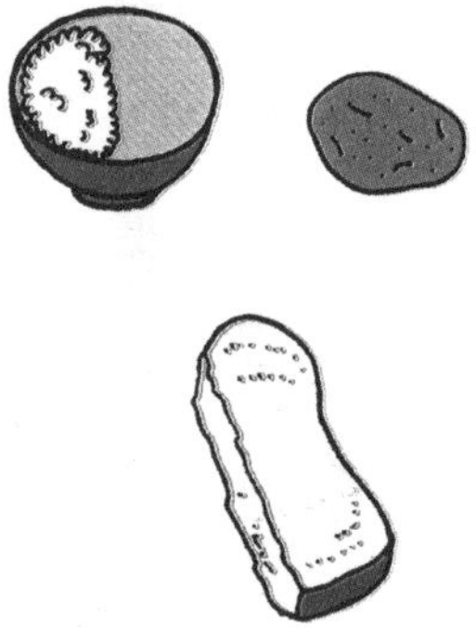

小知識

水果應飯前吃還是飯後吃？

飯後吃甜味食品容易提高血糖值，因此，糖尿病患者若想吃水果，不妨飯前或空腹時吃。

多樣化的餐點搭配

雖然有些食物受到限制，但糖尿病患者仍可用少量多樣的方式，讓餐桌看起來多采多姿，增加飲食樂趣。

飲食療法的根本目標在於不破壞食慾，又能維護身體健康。

如何才能攝取足夠的營養成分？

爲了得到足夠的熱量，人體必須吸收適量蛋白質、脂肪、碳水化合物、食物纖維、維生素和礦物質等營養素，保持均衡才能維護身體健康。但如何才是均衡的量，實際上並不容易控制。

歐美國家早就將各種營養成分進行分類並且訂出比例，許多人據此實施飲食療法。比如，成年人蛋白質適當的攝取量爲熱量的十五到二〇％，脂肪二〇到二十五％，碳水化合物（醣類）五〇到六〇％，食物纖維二〇到二十五％。

請參考下圖並熟記，將有助於飲食控制。

維持健康所須的五大營養素

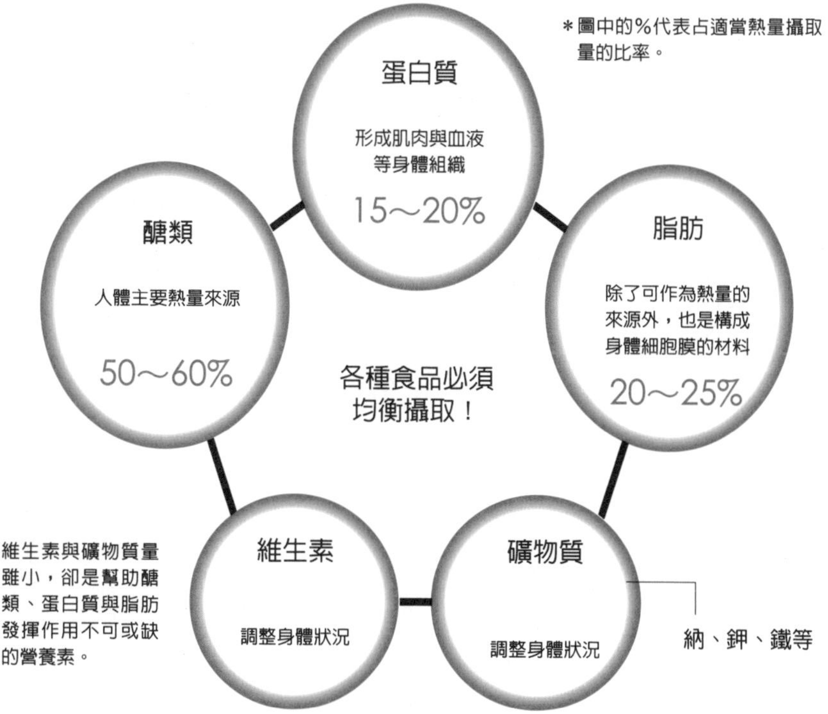

形成肌肉與血液等身體組織
15～20%

除了可作為熱量的來源外，也是構成身體細胞膜的材料
20～25%

人體主要熱量來源
50～60%
各種食品必須均衡攝取！

調整身體狀況

調整身體狀況
納、鉀、鐵等
維生素與礦物質量雖小，卻是幫助醣類、蛋白質與脂肪發揮作用不可或缺的營養素。

＊圖中的％代表占適當熱量攝取量的比率。

仔細調整仍可吃得精采

對於糖尿病患者而言，飲食療法多半非常痛苦。以下介紹克服這項問題的幾種方法。

①避免吃飯速度過快，最好細嚼慢嚥

醫學研究指出，開始吃飯之後大約十五到二十分鐘，大腦才會產生飽足感。若吃飯速度太快，有可能實際上已經吃飽，但大腦尚未產生飽足感，於是不小心吃得太多。

所以，吃飯最好細嚼慢嚥，如此也更能享受飲食樂趣。

②少量多樣，避免偏食

少量多樣的餐飲方式，可以讓視覺產生滿足感。所以，不妨把裝在大碗的食物分盛爲小碗，如此就能更清楚了解自己吃了多少，不至於飲食過量。

如果食物以大盤盛裝時，記得用小盤拿取適當的量。因爲如果直接就用大盤食用，就會搞不清楚自己吃的份量。

③儘可能選擇卡路里較低的食品

以豬肉爲例，應避免脂肪較多的肥肉，而食用卡路里量較少的瘦肉。魚類也是，與其吃又肥又油的鮪魚肚，不如選擇鯧魚等白肉魚類。

④應儘量攝取低卡路里蔬菜，延緩血糖值上升的速度

包括香菇、海帶在內的蔬菜，以及蒟蒻等食物纖維含量較多的食物，對於維護糖尿病患者的健康頗有助

小知識

GI值

近來，低胰島素患者進行節食時，許多人特別重視「GI值」。

所謂GI（Glycemic Index）值，是飯後血糖值上升速度的數值化。以食用純葡萄糖一〇〇公克後的血糖增加值為基準（GI值等於一〇〇），和食用其他食物後血糖增加值來比較所得到的指數。因此，GI值愈大，代表飯後血糖值愈容易上升，血中胰島素濃度提高。不同食物種類與調理方法，可讓相同卡路里含量的食物產生不同的GI值。

為了達到食物療法的效用，糖尿病患者最好食用GI值低於六〇的食品。

益，不妨多食用。

⑤吃飯時不妨多喝湯

喝湯可較快得到飽足感，減少所攝取的總熱量。不過，火鍋高湯這類高鹽分、高熱量的湯汁則應避免，否則容易導致高血壓等疾病。

⑥做菜時不妨選擇帶骨或帶殼的食品，讓食物量看起來更多一些

帶骨或帶殼的肉類與魚類端上餐桌時，看起來更豐富，容易產生視覺滿足感，可幫助患者少吃一點食物。

⑦減少調味料，利用香味蔬菜等作為調味食材

若只注意食材選擇而忽略鹽、醬油等調味料的使用量，這樣的飲食療法容易功虧一簣。不妨儘量使用薑、紫蘇、香菜等香味蔬菜作爲調味料。

值得重視的血糖上升係數（GI值）

所謂血糖上升係數（GI值），是指攝取各種食品後血糖值上升比率，和食用葡萄糖後血糖值上升比率相比的指數。

各種食品都有不同的GI值，有高有低，適度調整GI值，因此成爲糖尿病治療近來頗受重視的部分。

比如，有些醣類食品雖然熱量相同，彼此GI值卻互有差異，若能攝取GI值較低的食品，就可預防飯後血糖值急速上升的問題。

目前WHO（世界衛生組織）正大力推廣以GI值作爲碳水化合物的分類標準。

小知識

調理方法與食物搭配能改變GI值

相同材料，因為不同的調理方法，會呈現高低互異的GI值。比如，長期滷過或切絲、磨碎的食品，吸收效率提高，GI值也會上升。義大利麵類煮太久也會有類似問題。

有些不同的食材搭配攝取，可發揮抑制GI值的效果。比如，飯前先吃蔬菜等高纖維食品、醋與牛奶，或者和碳水化合物一起進食，可有效降低血糖值上升速度。因此，糖尿病患者不妨食用以醋調味的前菜，或在料理中加入起司，如此就可降低GI值。

GI值一覽表

穀物・麵包類・麵類・豆類

土司・法國麵包95

精白米・小麵包88

麻糬・烏龍麵85

麵包捲83

麵線・紅豆餡80

帶粒的紅豆餡78　紅豆飯77

貝果・玉米片75

胚芽精米・五穀粉（含砂糖）・牛角麵包70

糙米＋精白米・糙米粉・義大利麵65

粥（白米）57

糙米・黑麥麵包・麥片粥55　麵條54

油炸豆腐包52

麥・全麥麵包・中華拉麵・青豌豆・豌豆50

粥（糙米）47　厚片油炸豆腐46

紅豆45

油炸豆腐43　豆腐42

不加糖的五穀粉・花豆40

豆渣35

納豆・大豆・毛豆・四季豆（乾）・凹豆（乾）・雛豆（乾）30

腰果29

杏仁25

豆乳・開心果23

花生20

●GI值指是以葡萄糖為100％相對的血糖上升率。糖尿病患者必須隨時注意攝食之後血糖值上升速度的快慢狀況，GI值超過60的食物應儘量避免。

肉類・魚類・乳製品等

煉乳 82

冰淇淋 65

竹輪 55

魚板・烤豬肉 51

其餘罐頭 50　培根 49　義大利香腸 48

魚肉丸子湯・鹹鮭魚 47　火腿・豬肉・雞肉・香腸 46

牛肉・鴨肉・鯨魚肉・乳羊肉・鵪鶉・牡蠣 45　海膽・蜆・鮑魚・赤貝 44

蒲燒鰻・蛤蜊 43　日月貝・醋浸鯖魚 42

鮪魚・竹筴魚・沙丁魚・紅鮒・鯖魚・秋刀魚・鯛魚・生鮭魚・鱈魚・比目魚・蝦子花枝・螃蟹・水母・章魚・鹹鱈魚子・柳葉魚・小沙丁魚・鹹鮭魚子・海鰻・鳳螺 40

生奶油 39

奶油起司・果汁調味優酪乳 33　人造奶油 31

脫脂奶粉・奶油・雞蛋 30

昆布佃煮 27　低脂牛乳 26

牛乳・純優酪乳 25

蒟蒻 24　蒟蒻粉條・海苔佃煮 23

羊栖菜 19　昆布 17　青海苔・生裙帶菜 16

加味海苔・燒烤海苔・烤裙帶菜 15　岩海苔 14

羊菜凍・海蘊 12　涼粉 11

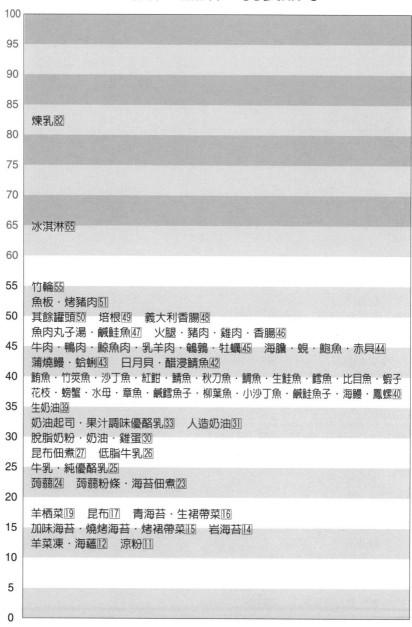

水果・糕餅・飲料類・調味料等

GI值100以上

細砂糖110
紅糖、糖果108
麥芽糖105
冰砂糖100～110
上白糖99～109

100	黑砂糖 99
95	糖稀 93
	巧克力 91
90	海綿蛋糕・煎餅 89　大福麻糬 88
	甜甜圈・牛奶糖 86
85	炸洋芋片麵 85
	奶油蛋糕 82
80	雞蛋糕 80　葫蘆糖 79
	餅乾 77
75	蜂蜜 75
	楓糖漿・胡椒 73
70	西瓜・蘇打餅 70
	蜂蜜蛋糕 69
65	鳳梨 65
	黃桃罐頭 63
60	
	葡萄乾・橘子罐頭 57
55	香蕉 55
	梅酒 53　布丁 52
50	葡萄 50　芒果・咖哩 49
	可可亞 47　果醬 46
45	
	芥末醬 44　可樂 43　運動飲料・100%果汁 42　香瓜・桃子 41
40	
	奶油咖啡 39　柿子・櫻桃 37　蘋果・洋梨 36
35	奇異果・清酒 35　藍莓・淡蘇打水・檸檬・啤酒・味噌 34
	西洋杏・梨子・葡萄酒 32　柳橙汁・葡萄柚 31
30	木瓜・果糖・燒酒・蠔油・番茄醬 30
	杏子・草莓・黑醋 29　酪梨 27
25	李子 25
	高湯 21
20	麵湯 20
	咖啡 16
15	味醂・雞湯塊・美乃滋 15　芥末 14
	醬油 11
10	人工甘味料・紅茶・鹽 10
	米醋 8
5	
	穀物醋・蘋果醋 3　葡萄醋 2
0	

蔬菜．芋薯類．香菇類等

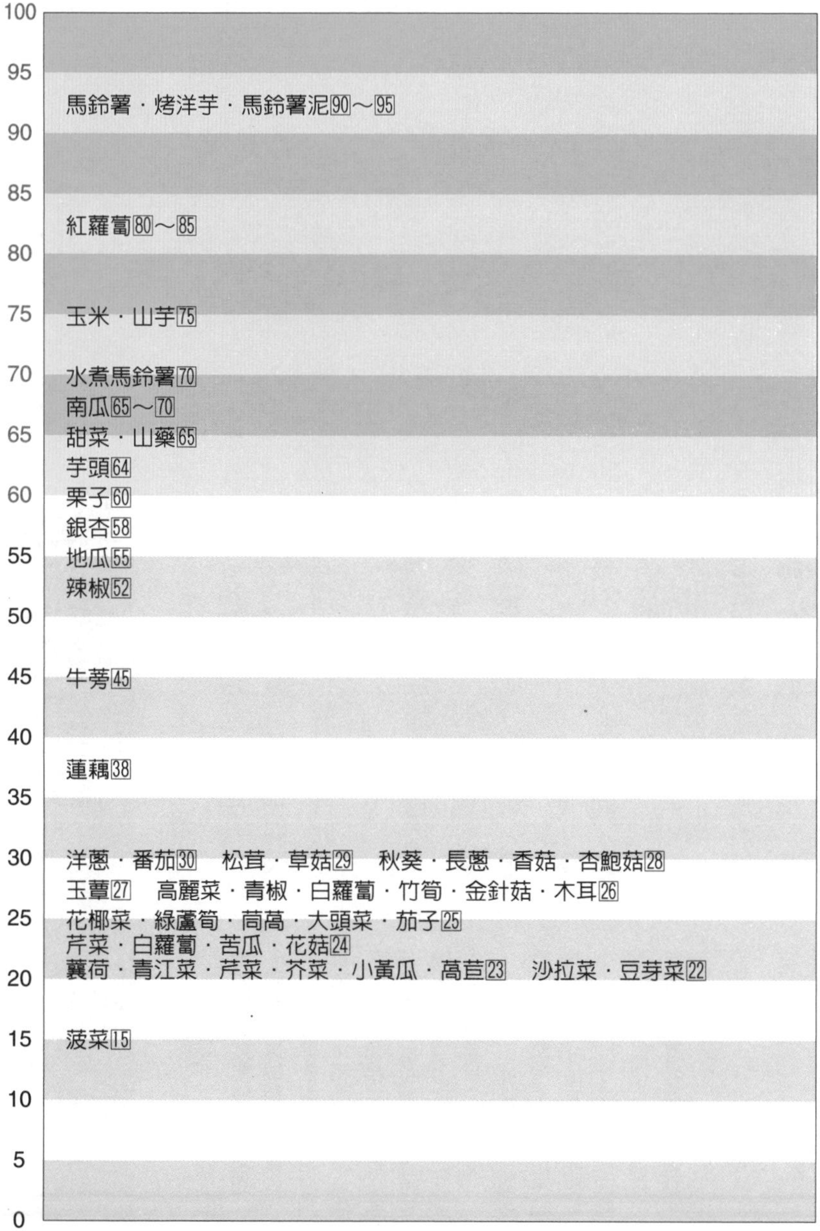
100
95
馬鈴薯．烤洋芋．馬鈴薯泥90～95
90
85
紅蘿蔔80～85
80
75
玉米．山芋75
70
水煮馬鈴薯70
南瓜65～70
65
甜菜．山藥65
芋頭64
60
栗子60
銀杏58
55
地瓜55
辣椒52
50
45
牛蒡45
40
蓮藕38
35
30
洋蔥．番茄30　松茸．草菇29　秋葵．長蔥．香菇．杏鮑菇28
玉蕈27　高麗菜．青椒．白蘿蔔．竹筍．金針菇．木耳26
25
花椰菜．綠蘆筍．茼蒿．大頭菜．茄子25
芹菜．白蘿蔔．苦瓜．花菇24
20
蘘荷．青江菜．芹菜．芥菜．小黃瓜．萵苣23　沙拉菜．豆芽菜22
15
菠菜15
10
5
0

如何達成一千六百大卡的飲食目標

前面已經談過GI值就是血糖上升的反應速度。相同卡路里的不同食物，食用後血糖值的上升速度，也就是胰島素分泌模式也不同，這個反應速度所呈現的指數就是GI值。

想減重的人或糖尿病患者想控制血糖值，應選擇食用後血糖上升較慢，也就是胰島素分泌巔峰期較不明顯的食物。若能根據這項原則製作菜單或飲食清單，持之以恆就可達到「低胰島素節食」的目的。

此外，飲食內容、方法與環境，會因爲個人工作或生活模式改變而產生變化。換言之，即使擬定完美的食物清單，患者仍可能經常無法照表操作。但想預防糖尿病、避免病症惡化與有效治療，還是必須長期保持良好的飲食生活，或者進行飲食療法。

另外，有些糖尿病患者過度節食，導致食量不足、體重減輕，連維生素等微量營養成分也不夠。患者必須了解，減少卡路里攝取只是預防高血壓的方法，並非目的，過度節食反而有害健康。

以下列出八項制定飲食清單與培養飲食習慣的原則，只要按照這些原則實施，配合個人的環境、嗜

小知識

持續實施飲食療法的技巧

①和家人採取相同飲食

糖尿病患者若認為必須食用不同食物而另外準備飯菜，可能就會因為麻煩而不容易持續。只要食量方面適度控制，糖尿病患者其實可以和家人吃同樣的飯菜。

不過，全家一起吃飯時，糖尿病患者不妨把自己要吃的份量先分出來，如此比較能知道自己吃了多少，避免過量。此時若能用許多小盤子分裝食物，餐桌感覺會更豐富，用餐心情更好。

好與狀況擬定食物清單即可。至於小範圍的卡路里與食材量誤差，不必太在意。

①不管肚子有多餓，也不可一次吃太多東西（一頓飯不可超過七五〇大卡）。

②主食最好三餐平均食用。

③糖尿病患者不必忌諱任何食物，反而少量多樣更有益健康。

④注意保持營養均衡。

⑤儘量避免食用含油量較多的食材，油膩料理儘量避免。

⑥每頓飯都按照原則進行，但若臨時遇到狀況無法遵守，應於下一頓飯修正回來。若一整天都無法按照原則實施，第二天必須恢復平衡。若水果等富含維生素的食品攝取不足，也可考慮以維生素劑補充。

⑦儘可能每頓飯都有許多蔬菜。蔬菜不一定要生食，但多吃比少吃好，而且種類愈多愈好。

⑧常常外食或買便當回家食用的人，應計算餐點所含的卡路里量，避免偏離每日攝取一千六百大卡的目標太遠。

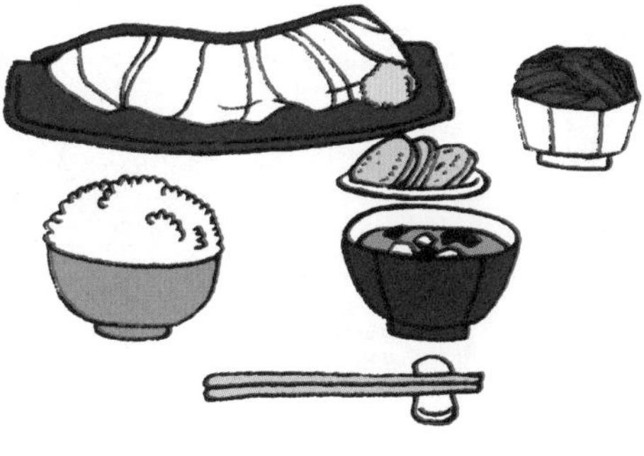

長期持續飲食療法的技巧
②以低熱量食品製造飽足感

糖尿病患者常伴隨肥胖的症狀，因此在進行飲食療法時，通常得限制卡路里攝取量，因而沒辦法吃得很飽。此時不妨儘量選擇香菇類、蒟蒻、海藻等零卡路里或低卡路里的食材，如此就可感覺吃得很飽，但實際上所攝取的卡路里卻不多。

長期持續飲食療法的技巧
③細嚼慢嚥，避免吃太快

吃飯速度過快的人，很容易在產生「吃飽」的感覺之前，不知不覺攝食過量。吃飯太快的人，胰島素來不及分泌，血糖值容易急速上升。

細嚼慢嚥還有一個好處，那就是即使吃的東西不多，也能產生飽足感。

糖尿病患者的標準一週菜單（每日1600大卡）

●週一（以豆腐為主的菜單　計1615大卡）

早餐：510大卡	午餐：535大卡	晚餐：570 大卡
白米飯（1小碗） 雜煮湯（豆腐、紅蘿蔔、白蘿蔔、牛蒡） 豬肉燴豆腐味噌 溫泉蛋 葡萄柚（1/2個）	咖哩飯1碗 烤章魚腳 芝麻涼拌花椰菜 純優酪乳	白米飯1碗 雜煮湯（胡蘿蔔、香菇、青椒、香菇） 小黃瓜泡菜、醃裙帶菜 豆腐排（韭菜、豆芽菜） 芝麻炸地瓜

●週二（以蔬菜為主的菜單　計1635 大卡）

早餐：495大卡	午餐：570大卡	晚餐：570大卡
牛奶飯（1小碗） 白煮蛋 蔬菜沙拉（胡蘿蔔、四季豆、玉米） 南瓜湯	白米飯1碗 八寶菜（香菇、芥菜、胡蘿蔔、白菜、豬肉、蝦子） 豆芽菜與榨菜湯 咖啡果凍	白米飯1碗 黃花魚燴蔬菜（胡蘿蔔、蔥） 茄子炒雞肉塊 大頭菜湯 桃子（1個）

●週三（以肉為主的菜單　計1520 大卡）

早餐：490大卡	午餐：495大卡	晚餐：535 大卡
麵包（1/6條） 草莓果醬 白煮蛋 煮香腸、溫野菜（花椰菜、胡蘿蔔） 奶茶	涼麵（1碗） 西瓜（1片）	白米飯1碗 味噌湯（馬鈴薯、蔥） 滷里脊豬肉（高麗菜、洋蔥） 味噌涼拌韭菜與蝦米

●週四（以魚為主的菜單　計1575 大卡）

早餐：480大卡	午餐：495大卡	晚餐：600 大卡
白米飯（1小碗） 味噌湯（馬鈴薯、洋蔥） 蔬菜雞蛋捲 純優酪乳	白米飯一碗 蛋花湯 炒花枝與小黃瓜 豆芽菜與玉米泡菜 橘子（1個）	白米飯1碗 山藥昆布湯 烤秋刀魚 芥菜炒蜆 昆布豆

●週五（以乳．乳製品為主的菜單　計1595 大卡）

早餐：450大卡	午餐：545大卡	晚餐：600 大卡
法國麵包（2片） 白煮雞蛋配蕃茄 牛奶馬鈴薯湯 草莓（5～6個）	鮭魚蓋飯1碗 醋浸豆芽菜青椒 泡菜 橘皮果醬優酪乳	白米飯1碗 榨菜與蔥煮湯 烤起司雞肉 蠔油豆腐 小黃瓜泡菜

●週六（有小火鍋的菜單1　計1635 大卡）

早餐：445大卡	午餐：495大卡	晚餐：695大卡
白米飯（一小碗） 白蘿蔔味噌烤 油炸厚片味噌豆腐 雜魚沙拉 半熟蛋	竹筍與蘆筍沙拉（2/3盤） 水果沾乳酪（蘋果）	白米飯1碗 關東煮（白蘿蔔、芋頭、蒟蒻、昆布、竹輪、高麗菜捲、魚肉山芋丸子） 醋浸胡麻青江菜

●週日（有小火鍋的菜單2　計1520 大卡）

早餐：410大卡	午餐：510大卡	晚餐：600 大卡
法國吐司（1/6條） 菠菜、油炸香腸 咖啡牛奶	雜煮烏龍麵1碗 泡菜 檸檬滷地瓜	白米飯1碗 中華火鍋（雞肉、花枝、蝦子、香菇、白菜、大頭菜、花菜、竹筍） 醋浸青江菜海苔 柿子（1個）

外食也應注意菜單

即便是正在進行飲食療法的糖尿病患者，有時爲了工作或交際，還是得外食。

外食食物多半含有較多油脂且卡路里高、營養不均衡，若無法避免，不妨選擇較適當的菜單內容。

比如，選擇較清淡的日式料理，而不是油膩的中華料理。另外，避免點油炸食品或單點，而是用套餐的方式吃更多樣的食物。此外，最好能多吃沙拉等蔬菜類料理。

若發現外食導致營養不均衡，最好隔一天就調整回來。

外食菜單的卡路里簡表（各家餐廳做法可能略有不同，但相去不遠）

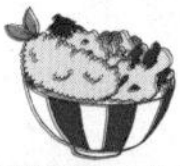
炸蝦蓋飯635大卡

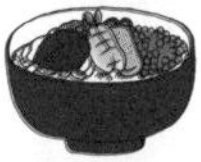
青菜魚肉壽司687大卡

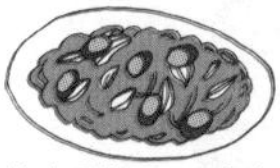
義大利麵638大卡

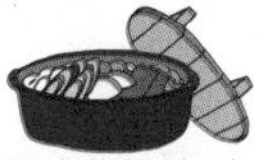
鍋燒烏龍麵490大卡

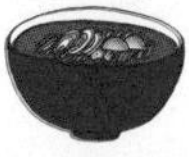
清湯蕎麥麵344大卡

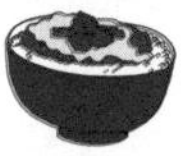
豬肉蓋飯714大卡

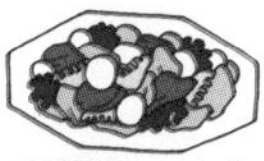
八寶菜255大卡

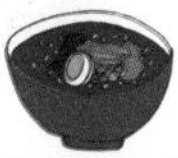
拉麵529大卡

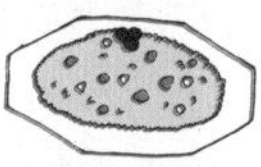
炒飯703大卡

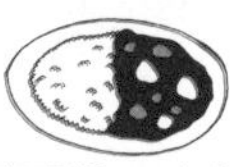
咖哩飯742大卡

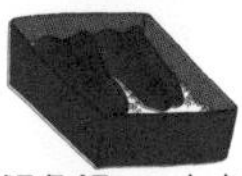
鰻魚飯941大卡

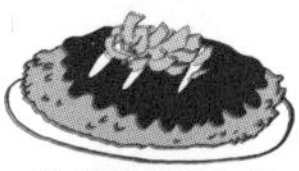
什錦燒628大卡

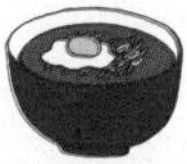
雞肉雞蛋麵431大卡

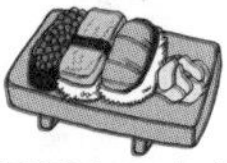
握壽司687大卡

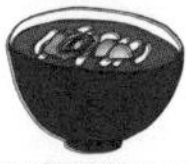
油炸豆腐湯麵417大卡

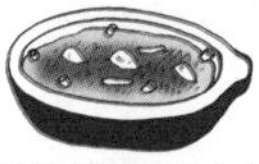
奶汁烤菜733大卡

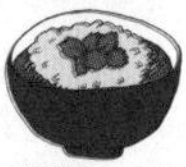
炸蝦麵546大卡

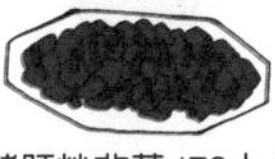
豬肝炒韭菜472大卡

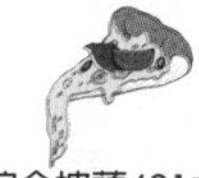
綜合披薩681大卡

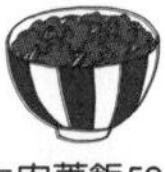
牛肉蓋飯591

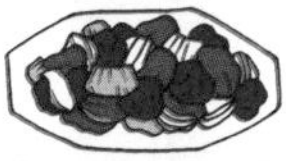
糖醋排骨395大卡

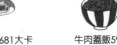

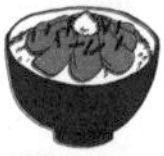
鮭魚蓋飯597大卡

飲食療法的Q&A

Q 家母罹患糖尿病，醫師建議多吃碳水化合物，結果她每餐都吃兩大碗飯和蔬菜。最近她常常喊胃痛，是不是吃太多了？

A 糖尿病飲食療法的基本原則是，最好選擇高碳水化合物與低脂肪的食物。不過，您的母親可能碳水化合物吃太多了。糖尿病患者食用高碳水化合物和低脂肪食物，量方面還是必須有所限制，不可超出每日適度的總攝取熱量。

另外，富含食物纖維的蔬菜類當然也應多吃，但也不可因此超出每日適當的總攝取熱量。

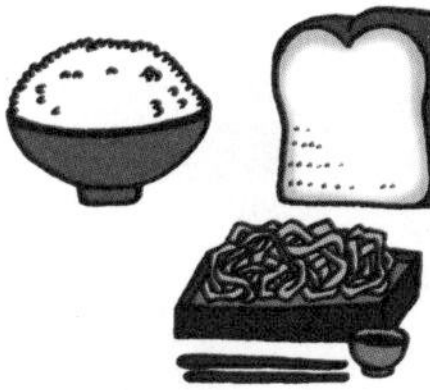

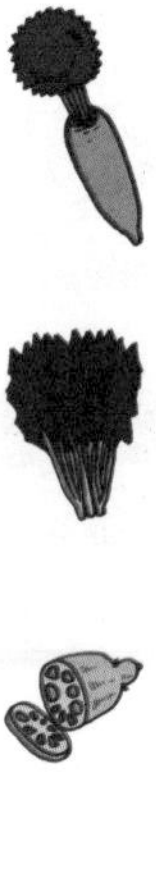

Q 被診斷罹患糖尿病之後，我每天都步行三十分鐘，假日還打高爾夫球，結果有時因此肚子非常餓。是不是即使運動量較大，當天的總攝取熱量也不可改變？

A 糖尿病患者適當的每日總攝取熱量，通常是針對日常生活擬定的。若運動量明顯增多，其實不妨增加一到二單位的零食。此外，糖尿病患者進行劇烈運動時，爲了避免低血糖問題，最好隨身準備糖果等食品，防止過度飢餓。

Q 醫生曾建議我，感覺有點低血糖時可食用一個單位的食品。那麼，這裡的一個單位是否也包含在每日適當總攝取熱量之中？

A 醫師多半會建議糖尿病患者，出現低血糖時可食用相當於十到二十公克砂糖熱量的食物（大約等於一單位），這部分可不必列入每日適當總攝取熱量之中。

進入低血糖狀況的人，必須立刻進食才能恢復正常，所以，預期某些情況可能出現低血糖的人，最好事先預防。

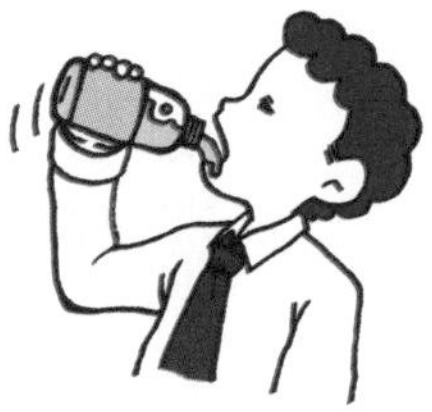

Q 我擔任業務員，常在外面吃飯，而且有時必須喝酒。我原本就愛喝酒，因此常一不小心喝太多。現在我擔心的問題是糖尿病是否會繼續惡化？

A 根據醫學統計，不喝酒的糖尿病患者在血糖控制與出現併發症方面，狀況都比常喝酒的患者好。因此，最好還是戒酒。但若無論如何必須喝酒，最好控制在每日兩個單位範圍內。

不過，若糖尿病患者又有肝臟疾病，就非戒不可了。

當然，如果實在戒不了，或者在家裡眞的想喝點酒，不妨每次要喝才出去買，而且只買一天可飲用的份量，絕不可事先買起來放著。

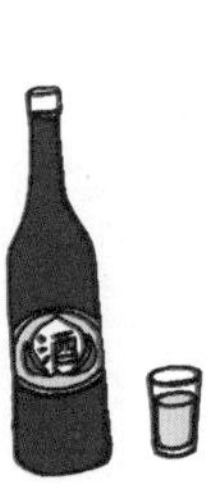

Q 聽說清酒卡路里較高，對糖尿病不好，我就改喝卡路里低的燒酒。通常加酸梅喝五、六杯左右，像這樣每天喝可以嗎？

A 燒酒的卡路里含量確實較少，但配酸梅喝五至六杯還是太多了。

另外，燒酒這種酒精成分較高的酒類容易喝太多，結果還是攝取了和啤酒、清酒同量的卡路里。酒精的卡路里通常一公克相當於七至八大卡，遠高於其他食品，必須小心注意。

Q 聽說沖繩的小桔子果汁與檸檬可降低血糖，因此我每天飯後都喝一點。這類食品真的可以降低血糖值和改善糖尿病嗎？

A 醫學上還無法證實飯後喝小桔子與檸檬汁可以降血糖，但應該沒有壞處。若覺得喝了後，血糖控制狀況還不錯，不妨持續。

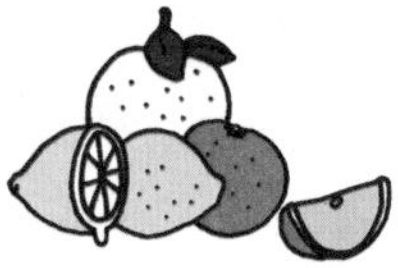

Q 我平常很注意飲食，但尾牙以及參加宴會時還是擔心吃太多，此時應如何注意？

A 宴會料理多半含有大量蛋白質與脂肪，而且蔬菜不足，所提供的卡路里可能比平常在家裡吃的飯菜高二到三倍，必須注意。

特別是油炸食物、中華料理與法國料理，一般而言卡路里更高，食用時最好儘量選擇其中的蔬菜，避免油膩的食品。在此原則下，全餐或套餐中高熱量的食品最好不要吃。

Q 醫師建議糖尿病患者每天早、中、晚三餐，保持營養均衡。但我想是不是可以一天吃兩次，每次食用量適度增加，只要控制不超出每天適當攝取熱量即可？

A 糖尿病患者最重要的是避免血糖值突然上升，而且最好一整天血糖值都沒有太大變化。若把三餐改成兩餐，則每頓飯食用量增加，就可能導致飯後血糖值急速上升，對於糖尿病會有不良影響。即便不是糖尿病患者，不吃早餐對健康也不好。因此，最好還是定時定量進行三餐飲食。

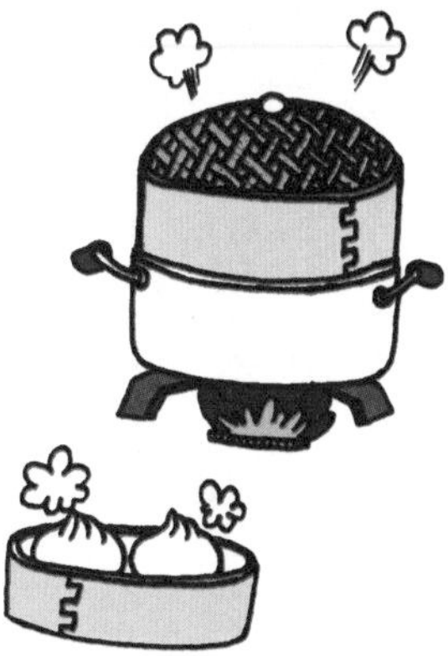

Q 平常為了趕上班，都是到了公司才吃早餐。前不久聽說早飯最好起床之後立刻食用，這是真的嗎？

A 確實，起床之後立刻吃早餐是正確的建議。

晚上睡眠會讓人體血糖值降到最低，起床之後才慢慢上升。如果能在血糖值上升之前吃早餐，飯後血糖值就不會大幅上升。反之，等血糖值上升再進食，可能將血糖值大幅往上推。

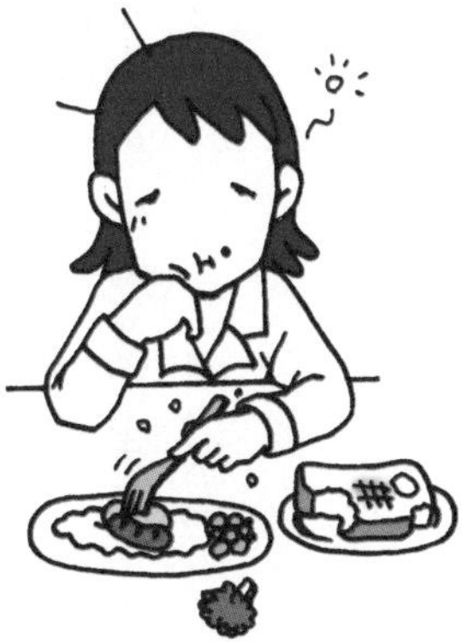

Q 我非常喜歡吃包子與蛋糕等甜食，罹患糖尿病之後雖然儘量避免，有時還是忍不住嘴饞。雖然知道甜食對身體不好，但無論如何想吃一點的時候，該如何處理？

A 其實糖尿病患者並非某類食品就完全不能吃，只是有些可能避免比較好。

整體而言，甜食的卡路里偏高，多吃容易導致整天總攝取熱量超過適當值，所以最好避免。不過，無論如何想嚐點甜食時，還是可以定食定量，少許地食用。

重點是不要超過每日適當的總攝取熱量，因此，吃了甜食就必須相對減少其他食物。

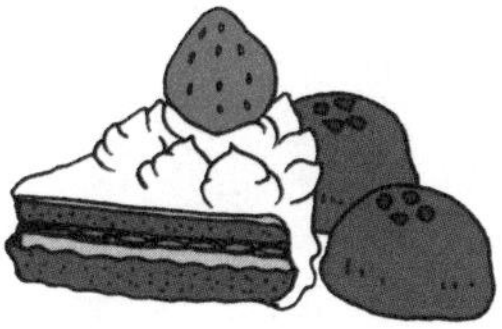

Q 兩個月前我被診斷出罹患糖尿病，醫師要求我進行飲食療法，採取均衡菜單。然而我一向嚴重偏食，該如何是好？

A 不妨先將自己近來吃過的食物種類全部列出來，根據食物代換表進行調整。明顯偏食的人通常只習慣吃某些食物，但爲了追求健康，最好還是根據分類表，均衡進食各種種類的食物比較好。

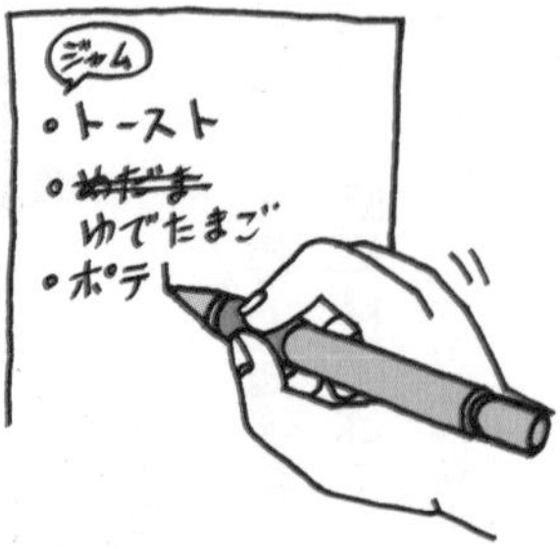

Q 我常加班到很晚，因此很想吃宵夜。宵夜吃一片麵包或一碗麵，應該還好吧？

A 除非主治醫師覺得沒有問題，否則宵夜最好避免。宵夜容易讓血糖值失控，而且吃完宵夜後血糖值升高，在這樣的狀態下入睡，對身體有害無益。

若實在很想吃點東西，最好在睡前二到三小時吃完。而且與其食用麵包或麵類，不如多吃蔬菜。

Q 糖尿病患者該如何選擇零食？零食又該怎麼吃？

A 對於許多必須控制熱量和體重的人來說，限制零食是必要的，唯獨糖尿病患者吃零食是被允許的，因爲糖尿病患者若是有配合胰島素注射或是口服降血糖藥時，容易發生低血糖的狀況，應隨時準備一點零食，以免發生低血糖而昏迷。

在零食選擇上，以蔬菜、水果等低熱量的食物爲佳；調味料方面最好使用人工甜味劑，不可用砂糖；出門在外也可隨身攜帶一些不含鹽的蘇打餅乾。

在增加零食的攝取時必須注意的是，須將零食的熱量算在一天的總卡路里中；也就是，若是在餐前已吃過零食，就必須在正餐時減少熱量的攝取，或是事先與營養師溝通將零食依照胰島素治療的份量與時間，將一天的總熱量平均分配到早餐、午餐、點心和晚餐。

零食切忌不可過量，以免造成糖尿病惡化。

6

運動療法

運動療法和飲食療法並列為治療糖尿病不可或缺的治療。運動療法其實不複雜也不困難，重點是進行有氧運動並且持之以恆。

運動療法的效果

每天養成運動的習慣，不僅有助改善糖尿病，對於維持身體健康、預防各種疾病，都有良好效果。

具有降低血糖值的效果

運動可促進肌肉消耗體內的葡萄糖，因此具有降低血糖的效果。

若能在飯後三十分到一小時半進行有氧運動，可有效抑制血糖值上升，達到良好的血糖控制狀態。

具有改善肥胖的效果

運動增加熱量消耗，也可改善並預防糖尿病重要病因之一——肥胖問題。

改善胰島素抗性的效果

持續進行運動療法，確實能改善胰島素分泌能力不足的問題，提高胰島素感受性。

簡而言之，適度運動可降低血糖值，即使注射相同量的胰島素，效果也比以往更好。

不僅如此，運動對於預防動脈硬化所導致的心臟病與高血脂症，都有明顯的效果。

小知識

運動療法的其他效果

對於糖尿病患者而言，運動療法與飲食療法一樣重要。

運動療法的效果除了上面所舉的例子之外，還有①減少血液內部的中性脂肪，增加優質「高密度膽固醇」；②改善高血壓問題；③預防肌肉衰老；④強化末梢血管，提高內臟機能等。

另外，適度控制飲食，能預防身體基礎代謝機能降低。

增強體力

持續運動可提高心肺機能，增強體力。

容易疲勞以及體力不好的人，可藉著持續運動，有效改善這些問題。

能消除、減少壓力

適度運動不只可以化解日常生活的壓力，糖尿病患者還能夠因此減輕飲食療法限制的飲食所造成的壓抑感，達到身心放鬆的目的。

所以，配合飲食療法進行的運動療法，能有效控制血糖，防止糖尿病各種併發症，預防糖尿病惡化。

運動增加體脂肪的消耗量

運動刺激消耗更多熱量，為了提供肌肉熱量，脂肪組織因此消耗、變小。

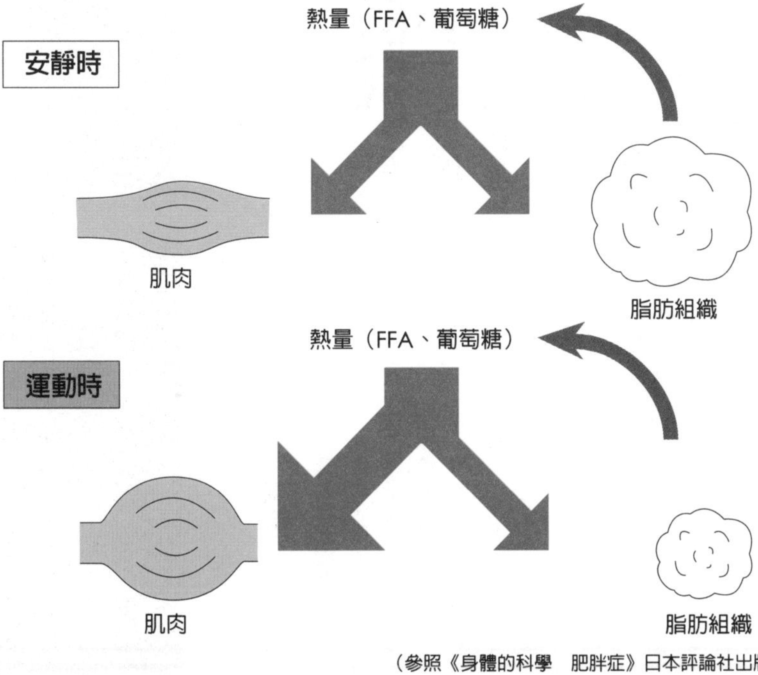

（參照《身體的科學　肥胖症》日本評論社出版）

不適合進行運動療法的情況

有些糖尿病的類型、症狀與病情並不適合進行運動療法，否則會導致病情惡化。進行運動療法前，最好先做適當的醫學檢查，並與主治醫師討論。

實施運動療法之前最好先做健康檢查

基本上，運動療法對於預防或改善糖尿病有正面貢獻，但有些糖尿病患者卻可能因爲運動導致病情惡化。

所以，實施運動療法之前，糖尿病患者最好先在主治醫師指導下，進行各種必要的健康檢查。比如，確認血糖控制狀況如何、有沒有糖尿病相關併發症、血壓狀態如何、心電圖是否有異常等等。

根據這些檢查結果，再參考患者的年齡、體型與生活習慣，就可判斷適當的運動類型與運動量爲何。

哪些糖尿病患者不適合進行運動療法

糖尿病患者已經出現視網膜病變、腎病變、神經病變等併發症時，以及足部有障礙，同時罹患心臟病的患者，絕不可進行激烈運動。

尿液出現酮體或明顯高血糖的患者，必須在主治醫師許可下才可運動。

小知識

每日運動量的標準值

糖尿病患者進行運動療法的適當目標是，每天消耗當日總攝取熱量的一○%。

不妨搭配屬於有氧運動的步行（以每分鐘七十公尺的速度進行四十分鐘，可消耗一百二十大卡）、拉筋（十分鐘，四十大卡）等柔性運動，或者實施肌肉強化運動（十分鐘，四十大卡）。不同運動方法相互搭配，每天進行三十到六十分鐘左右。

可實施與絕不可實施運動療法的情況

基本上，糖尿病患者應實施運動療法，但若出現併發症等狀況，就應避免運動。關於運動療法，最好事先和主治醫師討論。

應積極進行運動療法的情況

●只有輕微併發症，血糖的代謝控制良好

進行時必須小心注意的情況

●罹患2型糖尿病，非常胖的人

●罹患2型糖尿病，高齡的人

●代謝異常相當嚴重的人

●出現糖尿病性神經病變的人

●出現糖尿病性視網膜病變的人

●出現糖尿病性腎病變的人

●另外有高血壓與動脈硬化問題的人

絕不可實施運動療法的情況

●血糖控制況狀非常差的人

●處於最高血壓超過180mmHg高血壓狀態的人

●有時會意識不清、頭痛和痙攣的人

●出現心律不整、狹心症等心臟相關疾病與問題的人

●手腳容易麻痺的人

●有神經痛和腰痛等問題的人

●走路時，腳部容易感到強烈疼痛的人

●因為糖尿病視網膜併發症導致眼底出血的人

●腳部有壞疽的人

●已經出現腎臟病變的人

●血液中氮與肌酸酐增加的人

●膝蓋與腳部關節出現病變的人

●因為罹患感冒等狀況而發燒的人

如何選擇適當的運動？

運動的種類很多，適合糖尿病患者的運動療法基本上是軟性、輕鬆的類型。每個人必須針對自己的身體狀況做適當選擇。

有氧運動效果最好

大體上，運動可區分爲短跑等需要瞬間爆發力的類型，與散步等較緩慢、輕鬆的類型。

進行須要瞬間爆發力的運動時，爲了取得足夠的熱能，人體必須消耗肌肉內部的肝醣。此時因爲過程中不須要氧氣，這類運動又稱爲無氧運動。

反之，類似散步這種緩慢而輕鬆的運動，主要以體脂肪爲熱能來源，過程中必須消耗氧氣，因此稱爲有氧運動。

糖尿病患者實施運動療法，基本上應選擇有氧運動。

運動療法不可過於激烈

糖尿病患者運動時，應避免心跳過快或過於用力，否則無法適度而有效地消耗血液中的游離脂肪酸。

所謂「適度」，比如四十到五十歲的人，運動過程中，脈搏最好不要超過每分鐘一百二十下。

小知識

持之以恆的祕訣①
選擇一個人就可進行的運動

運動療法最重要的是持之以恆，因此，最好選擇不必特別場所、隨時可進行的運動，而且天天實施。若無法天天實施，最少也要隔日實施。

持之以恆的祕訣②
不妨寫運動日誌

為了養成運動習慣，防止因運動反而使疾病惡化的狀況發生，最好撰寫運動日誌。

有氧運動的種類

運動的種類	時間長度	注意要點
散步	30分～1小時	適合嚴重肥胖、不擅長運動的人。最初一天走5000多步，最後的目標是一天走1萬步。
登山健行	30分～2、3小時	利用假日進行登山健行，也可享受森林浴，消除壓力。但應選擇適當路線，避免過度勞累。
游泳（水中運動）	30分以上	即使明顯肥胖的人，也可在避免關節負荷過重的情況下運動。慢慢地游，時間儘可能拉長，或者也可利用水壓進行水中散步，效果都很好。
慢跑	30分以上	明顯肥胖的人慢跑之前，應與主治醫師商量。慢跑容易造成膝蓋與心臟過度負荷，必須小心注意，避免過於激烈。
自行車運動	30分～1小時	固定式腳踏車可不受天候影響，而且可調節強度，相當方便。戶外騎腳踏車則不妨挑戰斜坡，逐步提高耐力。
有氧運動	30～45分	柔軟又輕鬆地運動，重點是運動過程中可以得到舒服的感覺。不必太勉強而導致關節疼痛。
打網球	30分以上	這種全身運動對健康很好，但容易對心臟與關節造成負擔。明顯肥胖者進行之前應先與主治醫師商量。

運動過程中吃點心補充所需熱量的計算方法

■運動過程中每30分鐘攝取熱量的計算公式

自己的體重（公斤）×指數＝攝取熱量

■上述公式所使用的指數約略值

- 普通速度的步行………0.8
- 快速步行………………3.0
- 跑步……………………5.0
- 騎腳踏車………………1.5
- 游泳……………………1.5
- 打網球…………………2.5
- 滑雪……………………4.0

■計算舉例

體重60kg的人，持續打網球，每30分鐘所消耗的熱能就是……

體重60公斤×2.5＝150 大卡

＊上述內容會隨不同糖尿病狀態而改變，因此只能作為大致參考。糖尿病患者實施運動療法之前，最好先經過主治醫師許可。

選擇可持之以恆的運動

運動療法和飲食療法一樣，最重要的是持之以恆。

因此，選擇不必太勉強而能長期進行的運動，是運動療法成敗關鍵。

最好選擇一個人就可輕鬆進行，並能配合身體狀況調整強度的運動，才能發揮運動療法的效果。

飯後一小時左右運動效果最佳

實施運動療法，每次應超過二十分鐘，每週三日以上。

運動隨時可進行，但最佳時間是飯後三十分鐘到一小時，持續進行三十分鐘，就可降低血糖值。

有效的運動項目

能改善糖尿病的運動，通常是全身性的運動，特別是有氧運動能吸入氧氣，燃燒體內醣類與脂肪，對身體健康最有幫助。

有氧運動種類繁多，比如散步、慢跑、游泳、體操、有氧舞蹈以及騎腳踏車等等。其中，散步是即使運動神經差、不喜歡運動的人都能簡單實施的。

糖尿病高危險群或者症狀輕微的人，若能每日步行一萬步，就可有效改善血糖值。

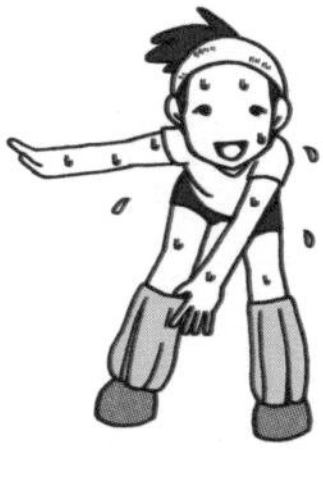

小知識

運動不可過度激烈或疲累

「稍微流點汗，能一邊運動一邊和人聊天」，是糖尿病運動療法基本原則。運動之後非常疲累，對健康反而沒有好處。

注意「緩起緩收」

運動療法不妨每日進行三十分鐘，分早晚兩次進行。實施時必須注意「緩起緩收」，也就是慢慢加速，結束之前慢慢減速，避免突然加速或激烈運動時突然中斷休息。

散步時最好每次超過二十分鐘，每天以一萬步為目標。

各種運動項目的熱量消耗表

運動項目：散步	體重每1公斤運動1分鐘的熱量消耗量	體重60公斤時每單位（80 大卡）消耗的時間
散　步	0.0464大卡	約29分
步　行（分速60公尺）	0.0534大卡	約25分
〃　（分速70公尺）	0.0623大卡	約21分
〃　（分速80公尺）	0.0747大卡	約18分
〃　（分速90公尺）	0.0906大卡	約15分
〃　（分速100公尺）	0.1083大卡	約12分
慢　跑（輕）	0.1384大卡	約10分
〃　（強）	0.1561大卡	約9分
體　操（輕）	0.0552大卡	約24分
〃　（強）	0.0906大卡	約15分
自行車（平地每小時10公里）	0.0800大卡	約13分
〃　（平地每小時15公里）	0.1207大卡	約11分
〃　（上坡每小時10公里）	0.1472大卡	約9分
〃　（上坡每小時15公里）	0.2602大卡	約5分
〃　（下坡）	0.0269大卡	約50分
樓　梯（上樓梯）	0.1349大卡	約10分
〃　（下樓梯）	0.0658大卡	約20分
〃　（上下樓梯）	0.1004大卡	約13分
游　泳（自由式）	0.3738大卡	約4分
〃　（仰式）	0.1968大卡	約8分
〃　（蛙式）	0.1614大卡	約8分
爵士舞蹈（普通）	0.1517大卡	約9分
桌　球（練習）	0.1490大卡	約9分
羽毛球（練習）	0.1508大卡	約9分
網　球（練習）	0.1437大卡	約9分
高爾夫球（平時）	0.0835大卡	約16分
排　球（練習）	0.1437～0.2499大卡	約5～9分
足　球（練習）	0.0853～0.1419大卡	約9～16分

（參考日本體育學會運動科學委員會資料）

散步的效果

不只糖尿病患者，一般人若能持之以恆地散步，也非常有益健康。散步不只能夠降低血糖值，更可緩緩燃燒、減少內臟脂肪。

正確的散步方法

散步有助於降低血糖值，但若步行方法不正確，還是可能造成膝蓋與腰部過度負擔，危害身體健康。

實施散步運動，體重較重的人應避免一開始就走很快，最好慢慢加速。另外，有些人一開始就認定得一次走三十分鐘到一小時才有效果，但若過度勉強，反而無法持續。換言之，運動療法也必須配合自己的體能狀況。

高爾夫球與網球不行嗎？

到高爾夫球場打球的人，若堅持走路而不坐球車，幾洞打下來運動量也頗爲可觀。網球也是，有可能打得太過激烈。

運動療法最重要的是每週多次而且持之以恆，因此應避免選擇過度激烈的運動項目。

不妨以散步等輕鬆的運動爲主，偶爾可搭配打高爾夫球、網球或登山。

選擇走起來舒服的鞋子

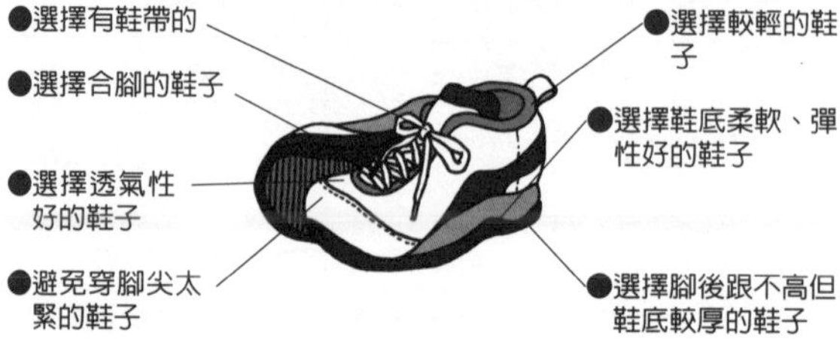
●選擇有鞋帶的
●選擇合腳的鞋子
●選擇透氣性好的鞋子
●避免穿腳尖太緊的鞋子
●選擇較輕的鞋子
●選擇鞋底柔軟、彈性好的鞋子
●選擇腳後跟不高但鞋底較厚的鞋子

正確的散步步行運動方法

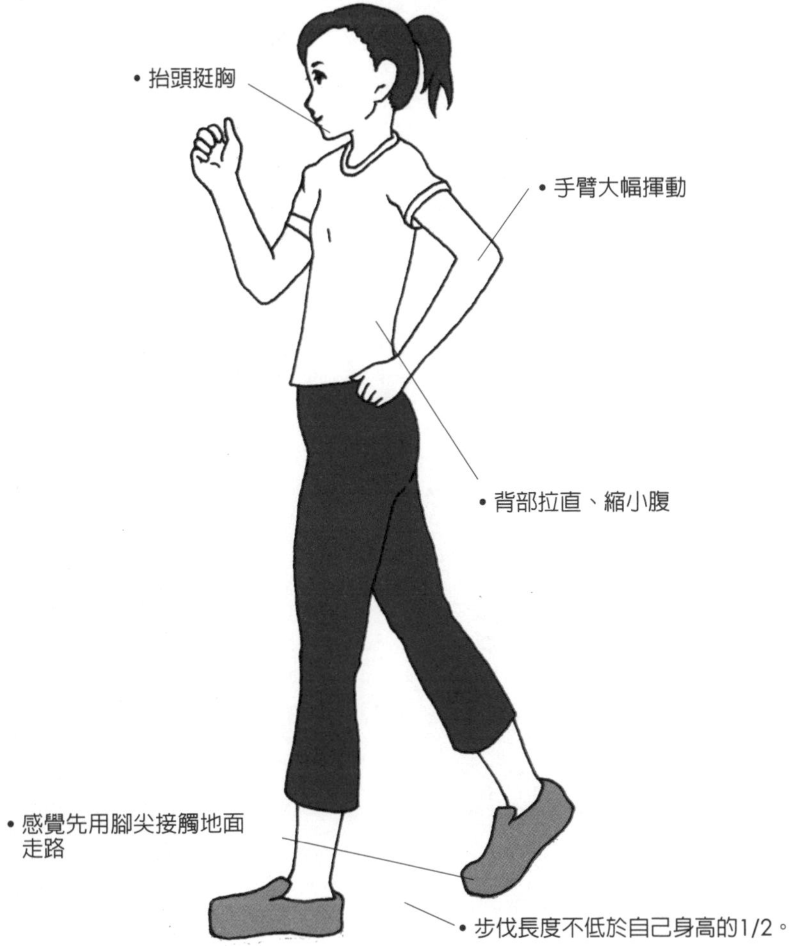
• 抬頭挺胸
• 手臂大幅揮動
• 背部拉直、縮小腹
• 感覺先用腳尖接觸地面走路
• 步伐長度不低於自己身高的1/2。

步行運動實施計畫表

第1週	20分鐘左右：慢慢地走，讓身體熟悉、適應
第2週	25分鐘左右：速度稍微加快
第3週	30分鐘左右：步伐逐漸加大
第4週	35分鐘左右：抬頭挺胸，步伐進一步加大

運動的注意要點

運動療法要持之以恆，應避免受傷並保持興趣。建立正確的運動方法，才能發揮運動療法的效果。

暖身運動與緩和運動不可或缺

沒有熱身就開始運動，很容易受傷，特別是冬季寒冷早晨突然開始慢跑，很容易造成運動傷害，十分危險。

運動之前必須先做暖身操及拉筋，讓肌肉與關節進入適合運動的狀態。

運動結束之後，再做一次拉筋緩和運動，以避免肌肉過度疲勞。

拉筋暖身運動做法要點
①有意識地拉筋，讓肌肉放鬆弛、伸展
②一開始慢慢拉，漸漸增加強度
③即使用力拉筋也必須以「身體感到舒服」為原則，不可過於勉強
④拉筋以慢為宜，不可突然用力拉
⑤不必閉氣，應放鬆地進行自然呼吸

小知識

運動時間以飯後三十分鐘到一小時左右為宜

運動可降低血糖值，因此，飯後三十分鐘到一小時進行，比大清早或空腹時進行，更有利於降低血糖值。

服用口服糖尿病藥劑或者正在注射胰島素的患者，應注意運動時可能出現低血糖的問題。糖尿病患者如何選擇適當的運動量與運動項目，不妨參考主治醫師的意見。

站著進行的拉筋運動①

隨時隨地都可進行的拉筋運動，即便上班或在家裡也可利用空檔輕鬆進行。

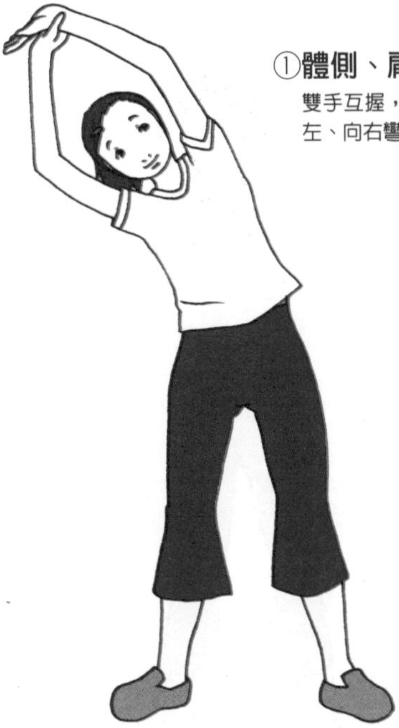

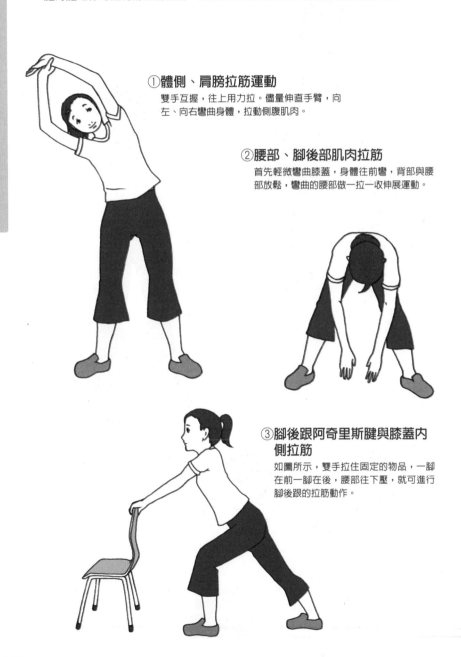

①體側、肩膀拉筋運動

雙手互握，往上用力拉。儘量伸直手臂，向左、向右彎曲身體，拉動側腹肌肉。

②腰部、腳後部肌肉拉筋

首先輕微彎曲膝蓋，身體往前彎，背部與腰部放鬆，彎曲的腰部做一拉一收伸展運動。

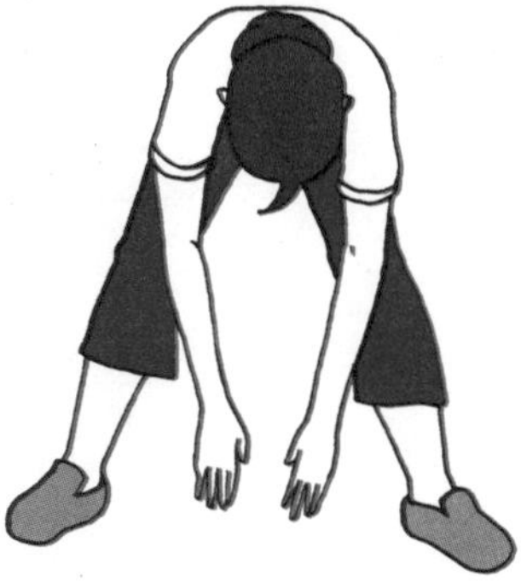

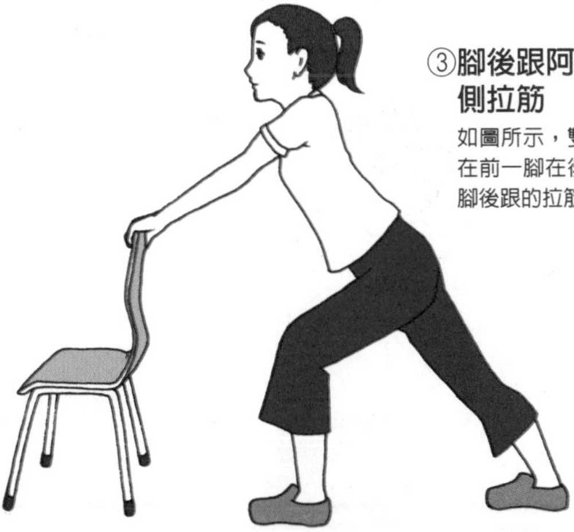

③腳後跟阿奇里斯腱與膝蓋內側拉筋

如圖所示，雙手拉住固定的物品，一腳在前一腳在後，腰部往下壓，就可進行腳後跟的拉筋動作。

站著進行的拉筋運動②

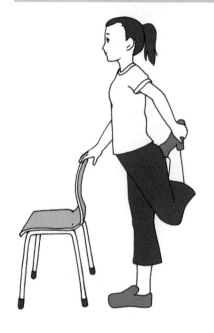

④大腿前側拉筋

利用桌子或椅子支撐身體，單腳站立，另一隻腳腳跟用手拉到頂住屁股。腰部不必出力，可靠膝蓋調整拉筋強度。

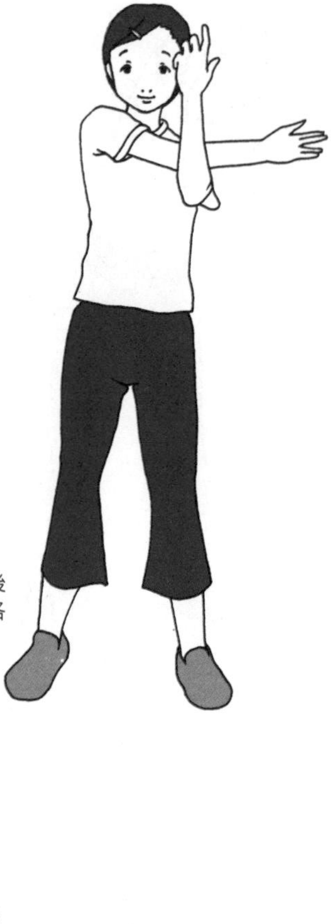

⑤肩膀的拉筋運動

如圖，右手往身體左方伸直，然後左手手肘往內扣壓。左右手交換各做數次。

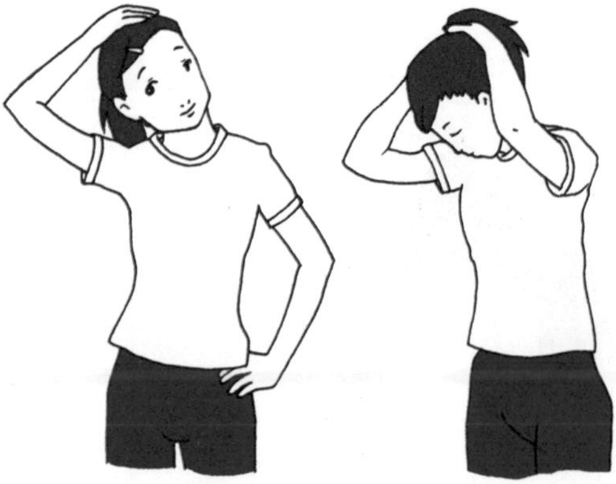

⑥脖子、肩膀的拉筋運動

單手或雙手輕輕放在頭頂，頭部往前與往左右輕輕按押。

坐在椅子上進行拉筋運動

長時間坐辦公桌的人，特別容易腰酸背痛，因此應利用工作空檔進行以下拉筋運動。此外，工作之際最好避免長時間維持相同的身體姿勢。

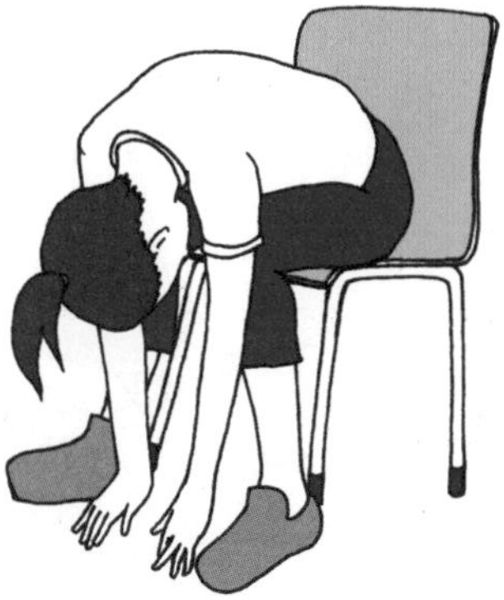

①腰部拉筋運動

雙腳左右張開，上半身放在兩個膝蓋之間，下半身放鬆，腰部與背部肌肉慢慢拉扯。

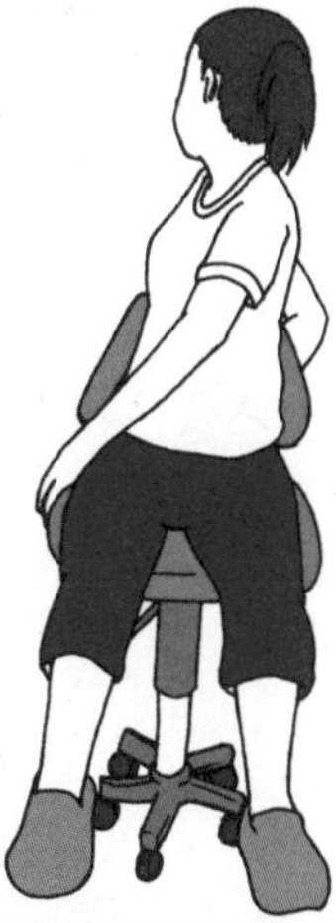

②腰部與體側拉筋運動

如圖，雙腳自然打開，左手抓住右大腿，右手抓住椅背，旋轉上半身。左右手交換，各做數幾次。

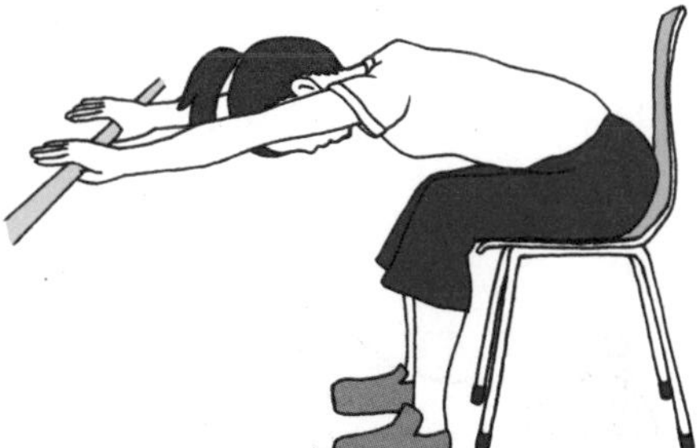

③背部拉筋

雙腳自然打開，身體往前趴，雙手抓住桌沿，上半身打直，慢慢拉動腰部肌肉。

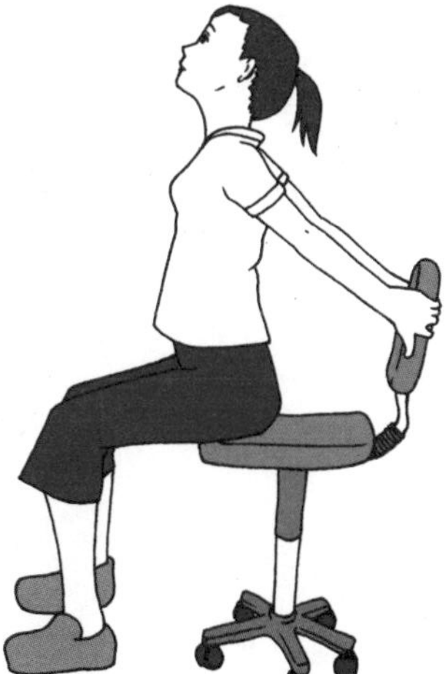

④胸部拉筋

身體坐直，雙手拉住椅背，上半身打直，進行擴胸運動。

床上進行的拉筋運動

睡前不妨進行如下拉筋運動。特別是剛洗完澡，體溫上升、身體柔軟時，進行床上拉筋運動效果最好。

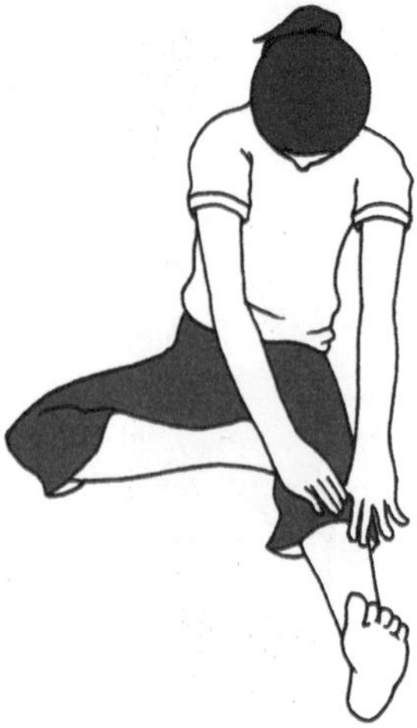

①一腳伸直，一腳小腿往鼠蹊部縮回來，上半身往伸直的腳方向輕輕壓，可同時達到拉動背部與大腿內側肌肉的效果。

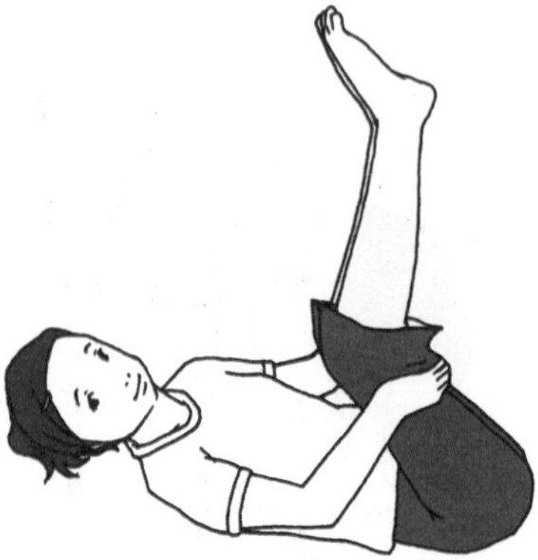

②仰躺床上，雙腳併攏往上伸直，可慢慢拉扯腳後肌肉。

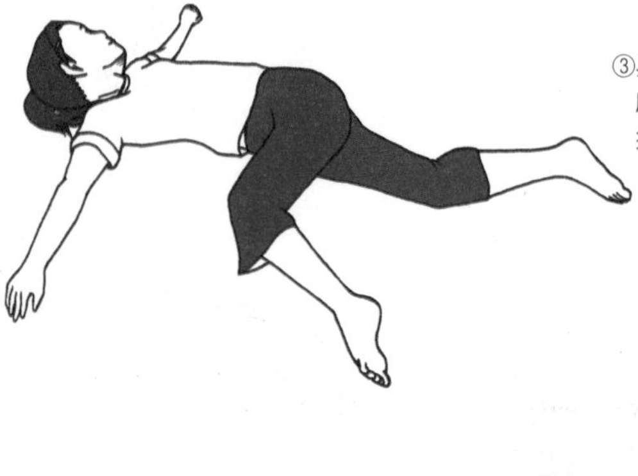

③身體仰躺，雙手與身體垂直，手掌貼住床面，上半身儘量不動，左腳膝蓋往右拉到接觸床板，左右交換各做數次。

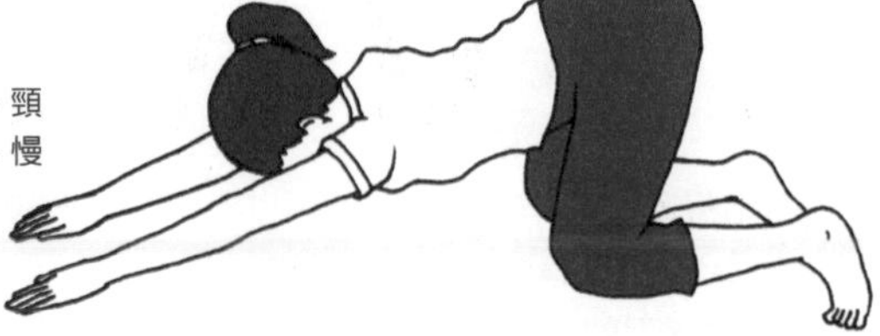

④雙膝高跪，上半身往前趴，雙手、頸部與腰部打直，上半身略往下壓，慢慢拉扯背部與側背部肌肉。

必須適度補充水分

運動時適度補充水分非常重要。若因爲過度流汗而脫水，就會造成反效果。因此，運動時，口渴就應適度補充礦泉水、開水或運動飲料。不過，應避免在補充水分時攝取過多的糖分。

最好每次二十分鐘以上，每週進行三次以上

運動療法最好每次超過二十分鐘。以有氧運動爲例，前二十分鐘的運動通常只會消耗血液內部脂肪，超過二十分鐘才會開始燃燒皮下脂肪與內臟脂肪。運動療法的主要目的是減肥，一次運動超過二十分鐘是基本條件。

另外，運動療法可改善胰島素感

不同運動強度的年紀別每分鐘脈搏數目預估值

運動強度感覺	其他感覺	強度	每分鐘脈搏數目				
			60歲	50歲	40歲	30歲	20歲
最嚴苛	全身都感到痛苦	100%	155	165	175	185	190
非常嚴苛	覺得非常勉強，根本就撐不下去，喘到快要斷氣，幾乎講不出話來	90%	145	155	165	170	175
嚴苛	有一種無法持續、想休息、口渴的感覺，汗流浹背	80%	135	145	150	160	165
有點嚴苛	有點緊張與不安，汗流浹背，沒把握能持續多久	70%	125	135	140	145	150
有點輕鬆	能持續進行，覺得有成就感，開始流汗	60%	120	125	130	135	135
輕鬆	雖然可能流汗，也可能還沒流汗，但運動的感覺非常舒服、滿足	50%	110	110	115	120	125
非常輕鬆	感覺雖然很舒服，但沒有運動之後的滿足感	40%	100	100	105	110	110
超級輕鬆	幾乎沒有運動，和靜靜坐著差不多的感覺	30%	90	90	95	95	95

（參照糖尿病治療研究所編《糖尿病運動療法參考手冊 第2版》醫牙科藥品出版社）

受性，運動之後三天內會有效果，因此應該最少每三天進行一次，而且每週最好進行三次以上。

注射胰島素的患者必須飯後才能運動

糖尿病患者實施運動療法，最佳的時間是飯後三十分鐘到一小時，也就是血糖值快速上升時。尤其是注射胰島素或服用口服降血糖藥劑的患者，爲了避免造成低血糖，必須飯後才能運動。

避免過度勉強

運動療法最應避免的就是過度勉強。若身體狀況變差或天氣不佳，不妨減少或暫停運動計畫，或者改在室內實施，以體操、拉筋取代。勉強出門運動可能反而生病或者造成運動傷害。

不要急著追求成果

運動療法和飲食療法同時進行，可有效改善糖尿病以及糖尿病所引起的各種疾病症狀。

因此，運動療法不容易立竿見影，馬上有效果。最重要的是持之以恆，慢慢就會見到成效，因此應不疾不徐地持續進行。

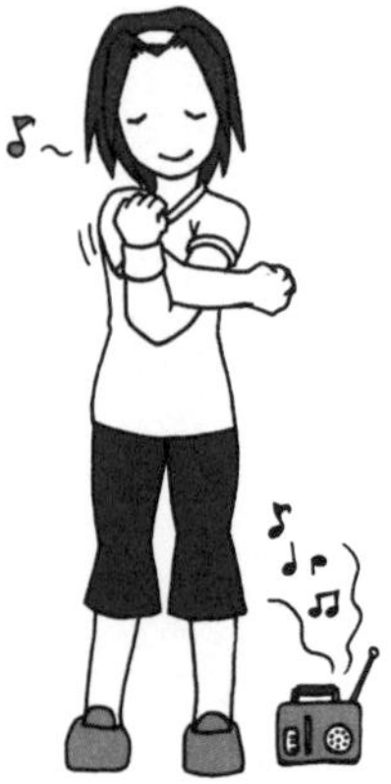

小知識

運動療法注意事項

●有糖尿病性腎臟病變的患者，激烈運動可能導致腎臟血流減少，症狀惡化。若出現持續蛋白尿，應請教醫師解決之道。

●腳部有病變的患者知覺遲鈍，若有外傷較不容易發現，必須特別注意。

●心臟病患者過度運動，容易導致下半身血液循環惡化，有時還會因此疼痛，必須小心。

運動過程中身體狀況變差時，應提早和醫師商量。

應避免在視覺不佳的夜晚運動。有些人運動之後三小時左右會出現低血糖症狀，必須小心注意。

運動療法的Q&A

Q 我一向喜歡爬山，假日天氣好的時候都不會錯過，所以想請問登山是糖尿病患者進行運動療法適當的項目嗎？

A 作爲興趣是不錯，但長時間爬山容易造成低血糖的危險性，所以，最好還是和主治醫師商量後再進行。

海拔太高的地方也可能引發高山病，對於糖尿病患者而言相當危險，必須小心謹慎。

最好的運動療法是日常生活隨時隨地、持之以恆地進行，不妨在此原則下培養運動興趣。

接觸大自然，重新充電再出發是很好的事。

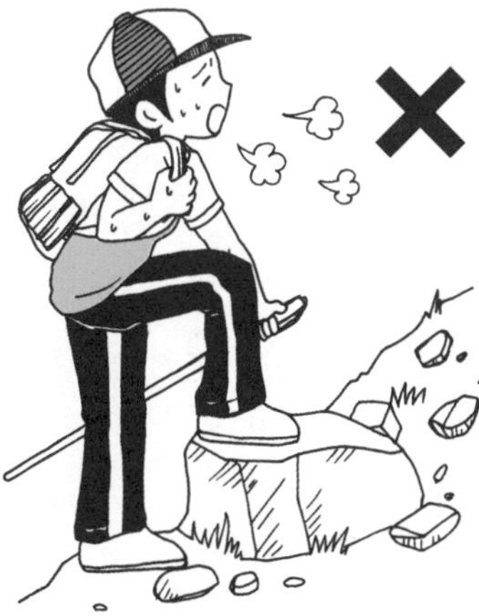

Q 醫師一再強調飲食療法與運動療法是治療糖尿病不可或缺的做法，而且最好是飯後再運動，但我不了解為何飯後運動比較好？

A 運動療法可以消耗體內熱量，達到減肥目的，但事實上，更重要的是控制血糖。

人體血糖值通常是飯後三十分鐘到一小時急速上升，因此若能在這段期間運動，就可避免血糖值快速升高。

另外，注射胰島素或服用治療糖尿病藥劑的患者，飯前運動容易造成低血糖的危險性。

若必須飯前運動，不妨先吃一單位熱量的簡單食品比較保險。

只須進行飲食療法的患者，飯前運動則無妨。

Q 我持續進行了運動療法與飲食療法一段期間之後，體重並沒有減輕，難道是運動量不夠？目前我的做法是每隔三天帶小狗出去散步一次，每次五到十分鐘。

A 一般而言，持續運動二十分鐘之後，體內脂肪才會開始燃燒，在那之前所消耗的幾乎都只是血糖而已。

因此，想減重的人，除了選擇適當運動，還得每次超過二十分鐘以上才有效果。

當然，只靠運動不一定能減重，還必須配合適度節食，減少熱量攝取。

所攝取的卡路里減少，可能變成肌肉無力，運動則可彌補這項缺點。

若能維持均衡飲食，適度減量，體重應該就可下降。

Q 聽說運動療法非常重要，醫師卻要求罹患糖尿病的家父「不可運動」，他也因此完全沒有運動。似乎主要是因為他容易腳痛，但真的因此就不可以實施運動療法嗎？

A 有糖尿病併發症的患者，實施運動療法前必須先與醫師商量，獲得醫師的許可再進行比較安全。

有些糖尿病患者運動之後血糖容易過度降低或上升，反而有害健康。特別是正在惡化的視網膜病變以及腎病變等糖尿病患者，更應避免劇烈運動。

另外，感染症等造成發高燒等身體狀況急速惡化的患者，更應避免運動。

有些糖尿病患者即使出現併發症，只要症狀不嚴重，還是必須在醫師指導下實施運動療法。

Q 我在健康檢查時發現血糖值偏高，因此想實施運動療

法，一開始應如何進行？

A 健康檢查基本上呈現空腹時的血糖值，若想更精確了解自己是否有糖尿病的問題，應該進一步檢查，接受醫師診斷。

檢查內容包括掌握更詳細、正確的血糖值，或者做眼底檢查、心電圖與尿蛋白檢查等等。

根據這些檢查資料，醫師就能提供糖尿病患者適當的運動療法與飲食療法，乃至於如何改善生活習慣等建議。

得到醫師指導再進行運動療法，比較不會產生問題。

Q 聽說有氧運動有益於改善糖尿病病情，我因此接觸各種有氧運動。不過，又有人說無氧運動對糖尿病患者有益，究竟是哪種無氧運動？

A 典型無氧運動就是一百米衝刺性賽跑以及舉重。

這類運動需要瞬間爆發巨大能量，運動之際身體來不及供給氧氣，因此呈現無氧狀態。

邊吸收氧氣邊進行的運動，稱爲有氧運動，反之則爲無氧運動。原則上，糖尿病患者以實施有氧運動爲宜。

Q 我的工作時間不規則，沒辦法定時下班回家，因此只能利用深夜運動。另外，運動療法必須每日進行才有效果嗎？

A 若能持續十五分鐘以上適度的有氧運動，就可連續發揮二到三日降血糖的效果。

所以，不一定要每天運動，即使間隔一日實施也無妨，只不過能養成每天運動的習慣更好。

運動最好不要成爲一種「義務」。運動要對身體有好處，最重要的是輕鬆、愉快的身心感覺。

Q 我參加公司健康檢查時發現可能已經罹患糖尿病，醫師建議我做適度運動。那麼，什麼運動才是適度的運動？

A 許多人提到運動，腦海裡就浮現氣喘吁吁、汗水淋漓的樣子，但其實不必如此劇烈。糖尿病患者最好的運動療法是輕鬆愉快，能邊運動邊聊天。

以散步爲例，一開始慢慢

走，呼吸與脈搏還處於正常範圍，再慢慢加速，於是呼吸變快，脈搏上升並且開始流汗。用這種模式連續散步二十分鐘以上，就是非常理想的運動療法。

Q 三個月前被診斷為糖尿病，醫師建議我立刻實施飲食療法與運動療法，但我早就有腰痛問題，實在很怕運動。是否有可以避免腰痛的運動療法？

A 腰痛的原因有很多種，最常見的是腰部肌肉衰退或負荷過大所致。

所以，也許一開始運動會覺得腰部有點負荷，但不必太在意，反而應尋找可鍛鍊肌肉的運動。

具體而言，最好的做法大概就是游泳與步行。若能不勉強、持之以恆地進行，就可改善糖尿病與腰痛問題。

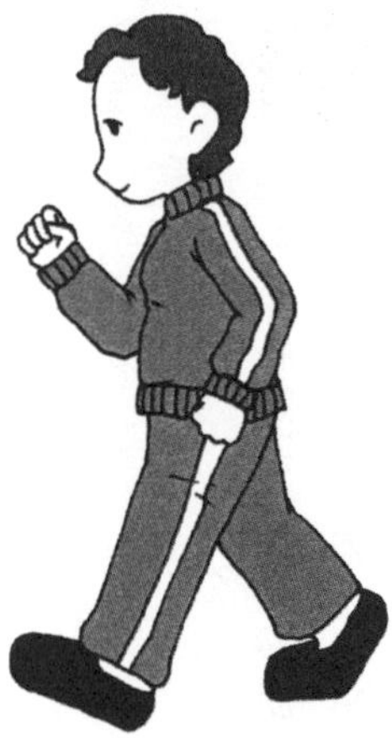

Q 運動之後很容易疲勞，隔天全身無力，在此情況下如何實施運動療法？

A 若一運動就覺得很疲勞或肌肉酸痛，就不適合實施運動療法。若覺得壓力太大，不妨選擇更輕鬆的運動項目，減少運動量。

剛實施運動療法的患者，還不知道適當的運動量爲何，容易運動過度。因此，若運動時會用到平常幾乎不動的肌肉，應慢慢加強強度，不可一下子太用力。

實施運動療法之際，若出現肌肉酸痛或腰部疼痛，大體上代表運動已經過量。

Q 前幾天看電視節目，聽說進行步行運動口渴時可隨時補充水分，這是正確做法嗎？

A 口渴當然應該立刻補充水分。若流汗導致體內水分不足還持續運動，可能就會出現脫水症狀。

只不過糖尿病患者運動之際，除非出現低血糖狀況，否則應避免含糖飲料。最好的做法是準備礦泉水、開水、無糖綠茶等飲料。

另外，補充水分時不可一次喝太多，應慢慢飲用。

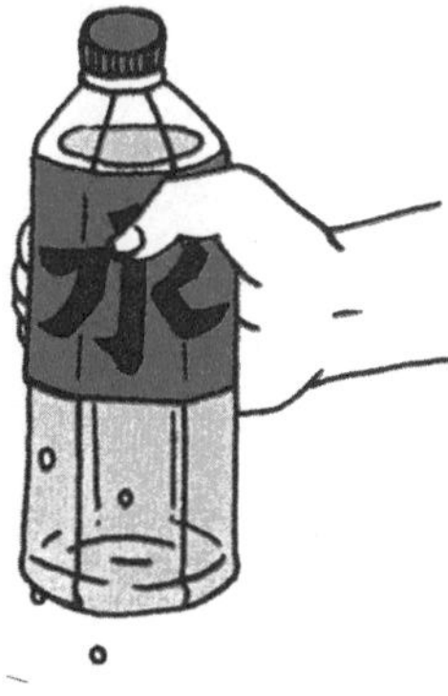

Q 祖父今年七十歲，罹患糖尿病，這樣的高齡實施運動療法會不會太慢？

A 不會。運動不只可改善糖尿病，還能增進身體健康，只要身體狀況許可，七十歲應該不是問題。

只不過七十歲以上糖尿病患者可能會有其他身體問題，所以，實施運動療法前應先和醫師討論，接受醫師建議。

Q 聽說日本有些公營的運動療法設施，真的嗎？設施內容為何，我很好奇。

A 確實有的，這是根據日本醫療法所認定、醫療法人經營的運動療法設施。

比如，瑜伽這種運動療法愈來愈被重視，練習的人也愈來愈多。

運動療法不只可改善糖尿病病情，還有助於預防或改善高血壓和高血脂症等生活習慣病。

這些公營運動療法設施，都有通過厚生勞動省認證的醫師人員常駐，指導相關患者針對個別症狀實施適當的運動療法。

Q 家父被診斷罹患糖尿病已經五年，但他只要動一下就喊累，平常幾乎沒有運動。這種情況下，該如何協助他展開運動療法？

A 常聽說有些糖尿病患者有「即使想運動也力不從心」的困擾。

在此情況下，不一定要大量運動，不妨從家裡附近散步做起。

運動療法最重要的是不可勉強，輕鬆自然且持之以恆。所以，不妨全家人一起商量，協助不喜歡運動或運動時很辛苦的糖尿病患者，從簡單的做起，逐步養成運動習慣。

Q 醫師建議我要多運動，但我往往稍微動一下就腰酸、膝蓋痛，根本動不了。在此情況下，是否有適合我的運動項目與做法？

A 運動之後，身體某些部位會立刻酸痛或疼痛的人，應先了解疼痛的原因何在。

然後，應和主治醫師討論，請醫師建議適當的運動項目與做法。

可以試試在游泳池中進行水中散步，這樣的運動較不會造成腰部與膝蓋負擔，不妨作爲參考。

Q 我在做運動時，有什麼保健知識須注意，以確保我能夠透過運動療法有效控制糖尿病？

A 不要一味地依賴藥物治療糖尿病，適時及適度的運動，對於糖尿病患者的病情也很有幫助。不過有如下保健知識須時刻提醒自己注意，才能收到良好的效果。

・運動前要先了解血糖值，一般血糖高至三〇〇mg／dl以上或生病時，並不適合做運動；若血糖低於一〇〇mg／dl以下，則須先吃點點心再運動。一般注射胰島素的患者更要在運動前測量血糖值，適時補充食物再去運動。

・視個別身體狀況、喜好、年齡、型態，選擇適當的方式做全身性有氧運動，如體操、散步、有氧舞蹈、快走、慢跑、氣功等，且避免劇烈運動。最好每天一次，或一週至少三次，一次三十分鐘，持之以恆，就會達到效果。

・運動前要做暖身運動，運動後做緩和運動，並適時補充水分，但儘量不要喝含糖或含酒精的飲料。

・穿戴舒適保暖的鞋襪和衣服，在室外請勿赤腳運動。

・不可在飯前或飯後一小時內做運動，尤其勿空腹運動。另外，運動時間也不一定要在早上。

・天候不良或太冷、太熱時，不宜從事戶外運動。

・若習慣早起運動者，請勿先服藥或打針，應在運動結束後，吃早餐前後服藥。

7

藥物療法

1型糖尿病患者的藥物療法稱為胰島素療法；2型糖尿病約五〇%服用口服藥劑，三〇%胰島素療法，剩餘的二〇%不須藥物就可以治療。不論1型糖尿病或2型糖尿病，實施藥物療法時，都應同步進行飲食療法與運動療法。

藥物療法的基本原則

藥物療法通常必須搭配飲食療法與運動療法，不可因為開始藥物療法就停止進行飲食與運動療法。

藥物療法的基本做法

羅患1型糖尿病（胰島素依賴型糖尿病）的患者，治療方式以胰島素療法爲主——注射胰島素。但要保持良好的身體狀態，還是必須配合飲食療法與運動療法。

羅患2型糖尿病（非胰島素依賴型糖尿病）的患者，治療時應以飲食療法與運動療法爲主；血糖若還是降不下來，才服藥治療。但實施藥物療法之後，仍必須適度搭配飲食療法與

藥物療法的做法與進度

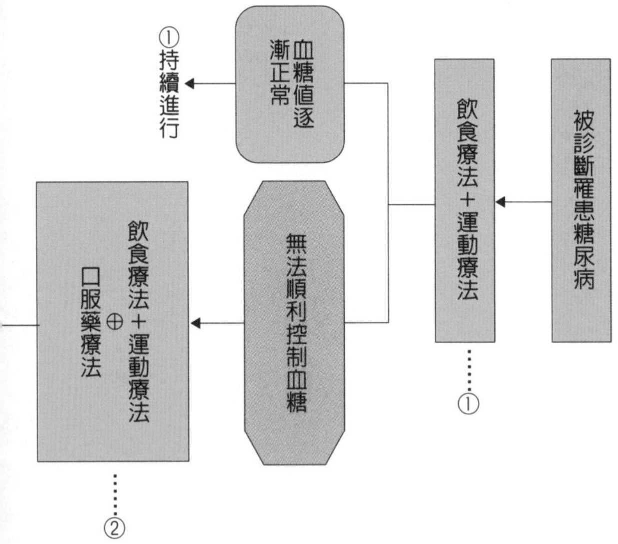

運動療法，否則藥效無法充分發揮，甚至可能助長肥胖。

許多人誤以為2型糖尿病患者一旦進行藥物治療，就必須一輩子依賴藥物，這是錯誤觀念。許多情況其實是藥物發揮相當效果之後，患者可以停藥，只靠飲食療法與運動療法就能有效控制血糖。

不過，藥物療法沒辦法根治糖尿病，充其量只能改善症狀，這是糖尿病患者必須理解之處。

總之，糖尿病必須長期奮戰，患者應有耐心，慢慢改善病情。

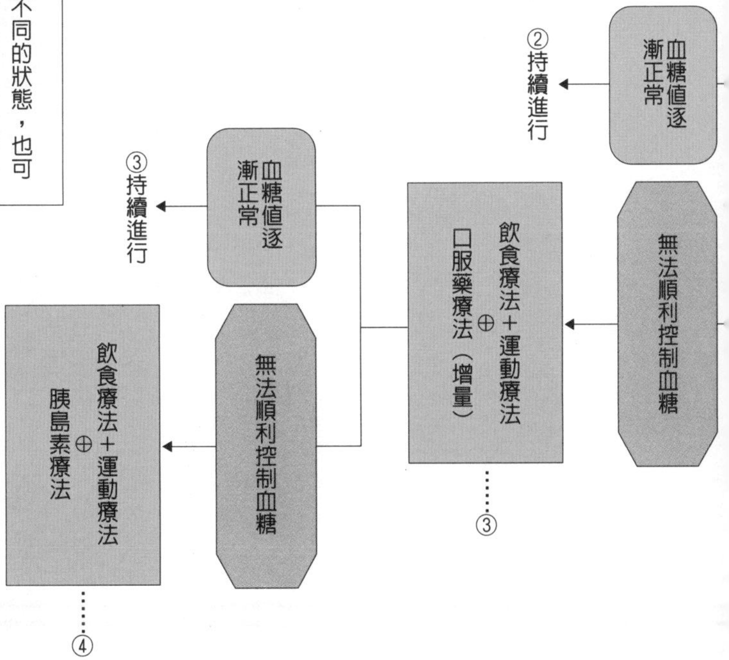

＊根據不同的狀態，也可早期實施②、③、④治療。此外，有時也可從②、③、④回到①、②。

糖尿病口服藥的種類

糖尿病藥物療法主要有口服藥（飲用藥）與胰島素注射兩種，功能與作用各不相同，患者最好有基本認識。

糖尿病口服藥基本常識

只靠飲食療法與運動療法若無法改善2型糖尿病患者的病情，大部分醫師都會建議開始實施口服藥治療。

若患者血糖值並不是很高，即使不必注射胰島素，服用口服藥也能明顯改善病情。此外，口服藥劑比注射胰島素更容易被患者接受，患者的心理抗拒較小。

口服藥劑主要分爲三大類，分別是刺激體內分泌更多胰島素的藥劑、促進體內胰島素增強作用的藥劑（胰島素抗性改善劑）和延緩醣類吸收的藥劑（醣類吸收延遲劑），醫師多半會針對患者病情提供處方，有時則搭配不同作用的藥劑使用。

此外，不少糖尿病患者出現併發症，此時若必須服用其他藥劑，則須遵照醫師指示，保持用藥均衡。

小知識

口服藥與胰島素注射的差異

胰島素注射是直接對體內注射胰島素（製劑），以補充體內不足的胰島素。反之，口服藥劑主要刺激體內臟器發揮功能，藉此有效控制血糖。

注射胰島素（胰島素療法）與服用口服藥都屬於藥物療法，但對身體產生作用的方式完全不同。

胰島素分泌刺激藥

●磺醯尿素類藥物（SU藥）

此藥主要是刺激胰臟的B細胞，促進胰島素的分泌以降低血糖值。根據作用時間與藥效強度等不同，有好幾種種類。基本上，SU藥一天服用一次。

這類藥品有的除了可加強胰臟功能之外，還有加強肌肉吸收糖分、抑制肝臟釋出糖分的效果。

和其他口服藥劑相比，SU藥降血糖值效果更強。但若沒有配合正確的飲食療法與運動療法，容易造成肥胖與動脈硬化等問題。此外，若高血糖持續而未能改善，長期服用這種藥物，可能導致B細胞疲勞過度而失去作用。

因此，唯有胰臟仍具備分泌胰島素能力時，才可服用SU藥。若胰臟已經沒有分泌胰島素的能力，或者血糖值超高以及懷孕的患者，就不可服用SU藥。此外，1型糖尿病患者通常不適合使用SU藥。

●速效型胰島素分泌促進劑（苯基丙氨酸誘導體）

和SU藥相同，這種藥劑可直接刺激胰臟B細胞，使其分泌更多胰島素，不過作用速度比SU藥更快，幾乎是一服藥就馬上發揮效果，因此適用於只有飯後血糖提高的輕症糖尿病患者。

因為藥效迅速，所以應避免飯前太早服用。

小知識

軟性飲料酮過剩症（寶特瓶症候群）

含有大量糖分的清涼飲料（軟性飲料）過度飲用，可能造成血糖值劇增，患者為了解渴，又喝更多的軟性飲料，惡性循環造成明顯高血糖的酮過剩症（參照第五〇頁）。這種症狀又稱為寶特瓶症候群。

尚未接受糖尿病診斷、不知道口渴這種症狀的根本原因是高血糖的人，最容易陷入這種狀態。

糖尿病症狀較輕的患者，或接受醫師診斷並且實施治療而讓血糖值恢復正常的患者，許多只靠飲食療法與運動療法，就能持續有效控地制血糖。

磺醯尿素類藥物（SU藥）使用方法

●通常適用於2型糖尿病患者。

●前提是患者不可過度肥胖。

（過胖時不可使用，必須體重減輕才能使用這種處方）

●適用於即使已經進行飲食療法與運動療法，仍然無法適度降低血糖者。

（先讓糖尿病患者持續進行飲食療法與運動療法一個月到一個半月，觀察其血糖控制狀況。空腹時，血糖高於140mg／dl的患者，才可使用這種藥劑）

●先確認患者胰臟還有分泌胰島素的能力，才可以使用這種藥劑。

（若胰臟機能明顯降低或者完全無法分泌胰島素，就不可使用這款藥劑）

●對於低血糖狀況有清楚理解，並能在進入低血糖狀況時迅速採取因應措施。

不可使用磺醯尿素類藥物（SU藥）的糖尿病患者

●1型糖尿病患者（無法分泌內因性胰島素）。

●胰臟已經完全摘除的患者。

●慢性胰臟炎等問題造成胰臟幾乎無法發揮功能的患者。

●出現糖尿病性昏迷狀況的患者。

●已經併發嚴重感染症的患者。

●手術或嚴重受傷、發高燒的患者。

●出現全身麻痺情況的患者。

●妊娠中或正在哺乳期間的患者。

●使用類固醇誘發藥劑造成高血糖狀態的患者。

●對磺胺藥劑與SU藥劑過敏的患者。

磺醯尿素類藥物（SU藥）無效的原因與對策

SU藥一開始就無法發揮效用的患者

●明明已經配合實施飲食療法與運動療法，SU藥還是一開始就無效。

〔原因〕

• 可能是胰臟B細胞分泌胰島素的功能已極度降低。

〔對策〕

• 可考慮進行注射胰島素的治療。
• 胰臟的B細胞機能恢復後，再服用SU藥。

SU藥效果漸漸降低的人

●即使大量服用SU藥一定期間後，還是無法有效控制血糖。

〔原因〕

• 可能是因為沒有確實配合進行飲食療法與運動療法。
• 可能是生活作息不規律，導致體重或飲酒量增加。
• 可能是沒有按照醫師指示服用SU藥。
• 可能是肌肉與脂肪細胞等接受胰島素作用的能力下降。
• 可能是胰臟分泌胰島素的功能降低。
• 可能是出現感染症與惡性腫瘤等併發症。

〔對策〕

• 重新檢查自己是否切實、正確地實施飲食療法與運動療法。
• 徹底實施正確的生活管理。
• 檢查自己是否有按照醫師指示服用SU藥劑處方。
• 儘量減輕工作與生活的身心壓力。
• 針對感染症進行治療與預防工作。
• 進行血液檢查等各種健康檢查，確認是否已經出現併發症。
• 必要時可改為進行胰島素療法，注射胰島素。

改換使用胰島素療法

Glibenclamide（Euglucon、Daonil）劑量7.5毫克／日
Gliclazide（Glimicron）劑量80毫克／日
Glimepiride（Amaryl）劑量6毫克／日

即使如上增加藥量仍無法有效控制血糖，就得考慮改實施胰島素療法。

胰島素抗性改善劑

●胰島素抗性改善劑（胰島素增敏劑）

造成糖尿病的原因，除了胰島素分泌量降低，有些是因爲身體對胰島素反應遲鈍、血糖降不下來（出現胰島素抗性）。此時用藥的重點是，提高胰島素反應能力，達到降低血糖值的目標。

肥胖型且同時有高胰島素血症的糖尿病患者，醫師常使用這種藥劑。也有醫師把它當作SU藥的合併用藥使用。

副作用方面，主要有腳部浮腫、體重增加等現象，心臟衰竭患者症狀可能惡化，因此，心臟機能不佳的患者不可使用。

此外，也可能造成肝功能障礙，所以，服用這種藥物的患者必須定期進行肝功能檢查。

●雙胍類藥物（BG藥）

這是一種抑制肝臟釋放葡萄糖進入血液的藥劑，主要是利用末梢肌肉組織吸收糖分，促進身體內部糖分利用，並抑制消化道對糖分的吸收能力。

這種藥劑能避免患者體重增加。有些肥胖型糖尿病患者單獨使用這種藥劑，但也有人在SU藥無法單獨充分發揮效果的情況下，合併服用此藥。

副作用方面，有些高齡者、肝功能或腎臟功能不佳的患者，服用之後可能造成乳酸中毒，必須特別注意或者儘量避免服用這種藥劑。

小知識

乳酸中毒

乳酸中毒是肝臟乳酸代謝功能障礙，使血液內部乳酸異常增加、血液變成酸性的狀態。主要症狀有全身虛脫、倦怠感、腹痛、嘔吐、呼吸困難、心律不整等，症狀嚴重時，患者可能陷入昏睡。常出現在高齡者身上，死亡率高達五〇％，非常危險。

醣類吸收遲延藥

● α葡萄糖支鏈酶抑制劑

此藥可抑制專門分解糖與澱粉等養分的分解酵素（α葡萄糖支鏈酶）發揮作用，延緩消化道吸收這些養分，達到降低飯後高血糖的目的。因此若非飯前服用，就沒有效果。

飯後血糖才會急速升高的輕症糖尿病患者，適合服用這種藥劑。但也有人用來和SU藥並用。

副作用方面，服用者會有肚子脹氣、體內廢氣增加、便秘以及下痢等症狀。這些副作用通常一個月左右就會減輕，但若是副作用太強，患者必須立刻就醫。

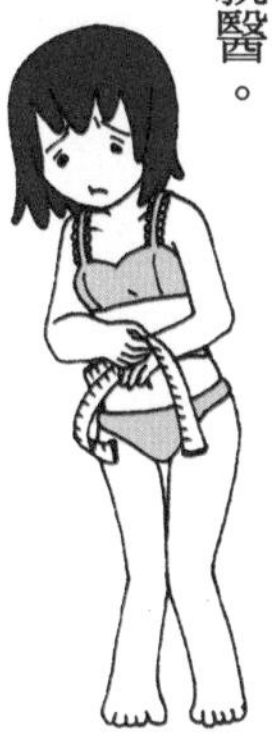

糖尿病口服藥作用

糖尿病口服藥根據藥效差異，可分為五大類。患者必須了解這些藥劑分別對身體哪些部分發揮作用，以降低血糖值。

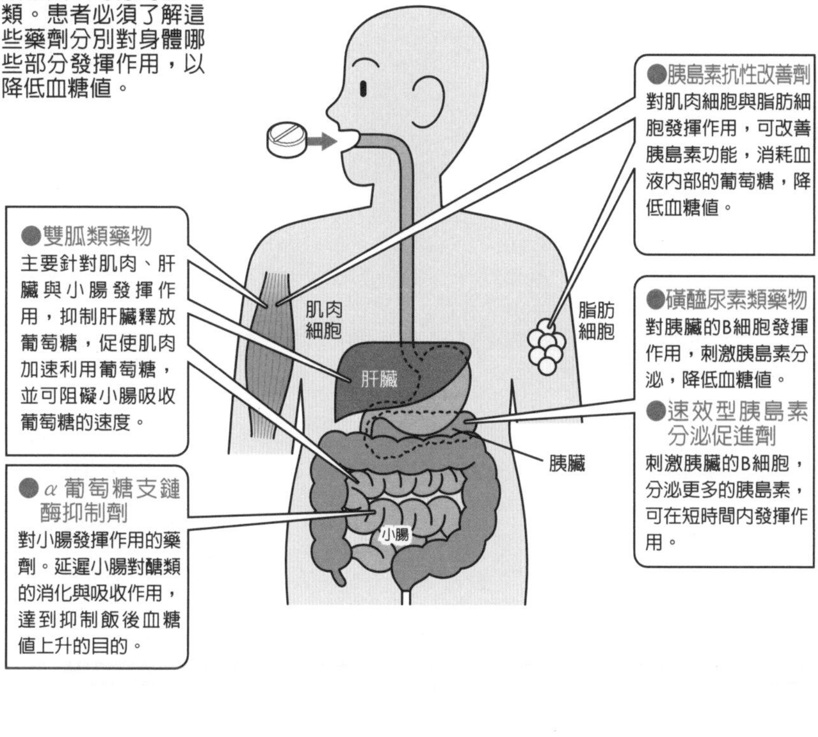
●胰島素抗性改善劑
對肌肉細胞與脂肪細胞發揮作用，可改善胰島素功能，消耗血液內部的葡萄糖，降低血糖值。
●雙胍類藥物
主要針對肌肉、肝臟與小腸發揮作用，抑制肝臟釋放葡萄糖，促使肌肉加速利用葡萄糖，並可阻礙小腸吸收葡萄糖的速度。
肌肉細胞
脂肪細胞
肝臟
●磺醯尿素類藥物
對胰臟的B細胞發揮作用，刺激胰島素分泌，降低血糖值。
●速效型胰島素分泌促進劑
刺激胰臟的B細胞，分泌更多的胰島素，可在短時間內發揮作用。
胰臟
●α葡萄糖支鏈酶抑制劑
對小腸發揮作用的藥劑。延遲小腸對醣類的消化與吸收作用，達到抑制飯後血糖值上升的目的。
小腸

糖尿病主要口服藥劑種類

	藥品名	商品名	作用時間（小時）	通常用量(毫克/日)	最大量(毫克/日)
磺醯尿素類藥物（SU藥）	Glibenclamide	Euglucon Daonil	12～25	1.25～5.0	10
	Tolbutamide	Rastinon Diaben	6～12	250～500	2000
	Glyclopyramide	Deamelin-S	6	250～500	500
	Acetohexamide	Dimelin	10～16	250～500	1000
	Tolazamide	Tolinase	10～16	100～300	500
	Glybuzole	Gludiase	12～24	125～500	500
	Gliclazide	Glimicron	6～24	40～120	160
	Glimepiride	Amaryl	6～24	1～4	6
速效型胰島素分泌藥	Nateglinide	Fastic Starlix	3	270	360
雙胍類藥物（BG藥）	Metformin	Melbin Glucophage Medet	6～14	250～750	750
	Buformin	Dibetos B	6～14	50～150	150
胰島素增敏劑	Pioglitazone	Actos	20	15～30	45
α葡萄糖支鏈抑制劑	Acarbose	Glucobay	2～3	150～300	300
	voglibose	Basen	2～3	0.6～0.9	0.9

口服藥無法發揮預期效果的各種狀況

許多糖尿病患者開始服用藥劑之後，出現飲食療法與運動療法無法持續進行的狀況。必須注意，不可因為血糖值稍微降低就安心大吃大喝或者完全不運動，否則即使服藥也不會有好效果。

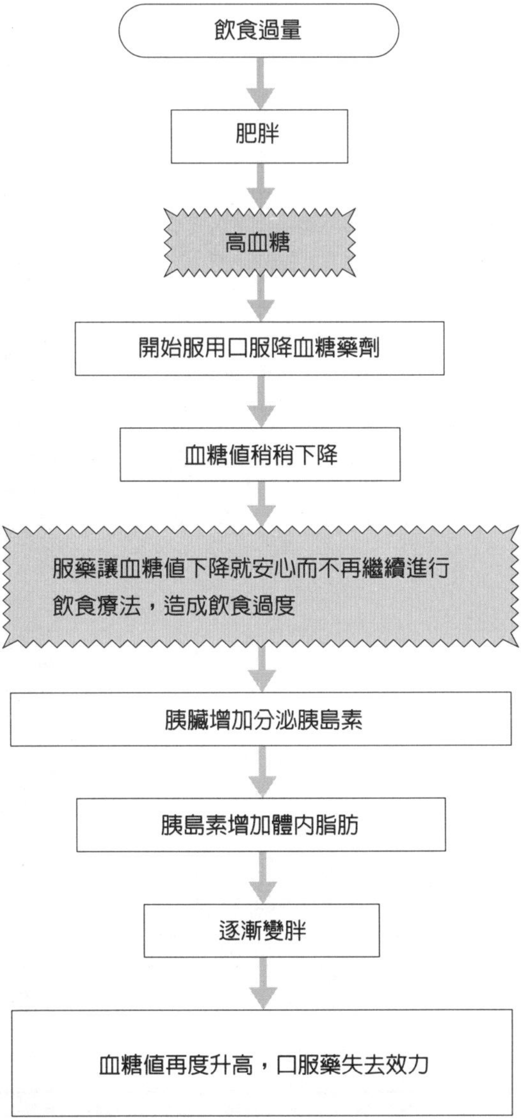

胰島素療法

1型以及2型糖尿病患者進行飲食療法、運動療法、口服藥療法後發現無效，以及血糖控制狀況特別差的患者，適合這種療法。

什麼是胰島素療法？

胰島素是一種可控制並調整血糖的荷爾蒙。若胰臟分泌胰島素量不足，或者即使分泌了，作用能力卻降低，就可能導致患者的血糖值升高，罹患糖尿病。

因此，胰島素療法就是直接在糖尿病患者身上注射胰島素，控制血糖值。

1型糖尿病患者，基本上以胰島素療法，也就是注射胰島素爲主。2型糖尿病患者，若符合以下條件，也可實施胰島素療法。

- 口服藥已經失去效力的人。
- 懷孕的人。
- 剛動過手術或嚴重受傷。
- 罹患嚴重感染症。
- 出現糖尿病性昏迷症狀時。
- 肝臟與腎臟出現功能障礙時。

許多人認爲胰島素療法非常麻煩，但近來各種注射器具與製劑不斷改良，胰島素療法已愈來愈便利，也愈來愈容易操作了。

小知識

胰島素注射

胰島素製劑沒有口服藥，目前只能用注射的方式補充，而且原則上由患者自行在家裡進行。胰島素注射相關注射液（胰島素製劑）與注射器等等不斷進步，患者能在家裡簡單操作，便利且不會疼痛。

需要進行胰島素療法的階段

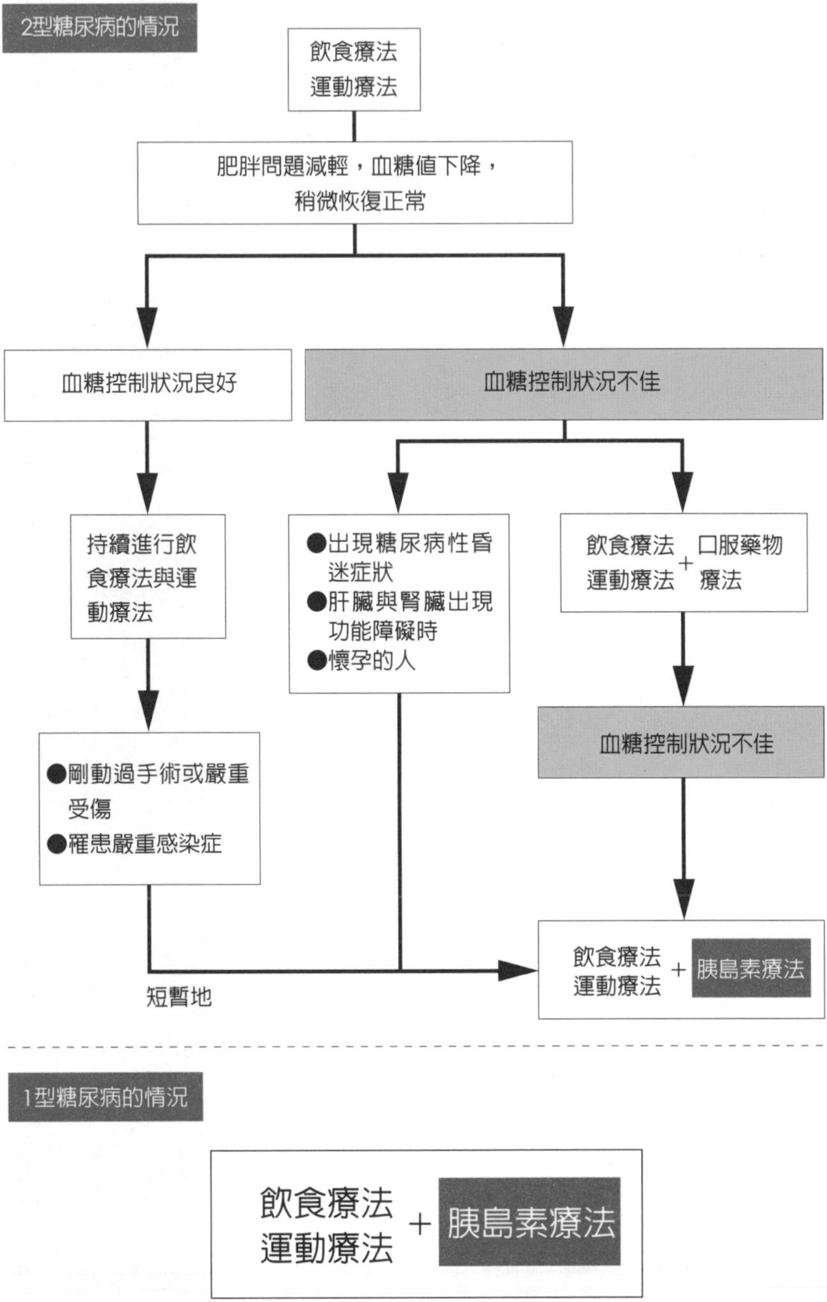
2型糖尿病的情況
飲食療法
運動療法
肥胖問題減輕，血糖值下降，
稍微恢復正常
血糖控制狀況良好
血糖控制狀況不佳
持續進行飲
食療法與運
動療法
●出現糖尿病性昏
迷症狀
●肝臟與腎臟出現
功能障礙時
●懷孕的人
飲食療法
運動療法
+
口服藥物
療法
●剛動過手術或嚴重
受傷
●罹患嚴重感染症
血糖控制狀況不佳
短暫地
飲食療法
運動療法
+
胰島素療法
1型糖尿病的情況
飲食療法
運動療法
+
胰島素療法

胰島素製劑的種類

胰島素製劑開始發揮效用的時間與持續時間各不相同，患者必須清楚了解，才能更有效率地使用。

胰島素製劑有六大類

各種胰島素從注射到開始發揮作用的時間各不相同，分爲超速效型、速效型、中效型、混合型、遲效型、長效型等六種，醫師會考慮患者的症狀，選擇最適當的胰島素製劑。

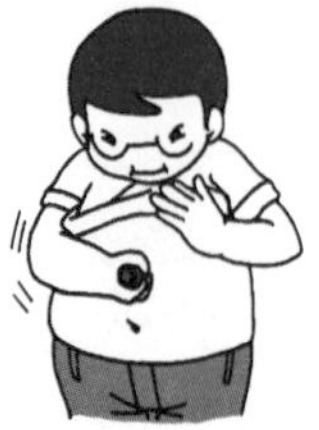

胰島素製劑的種類

●超速效型胰島素製劑
效果很快就出現，注射之後10到20分鐘就開始有效果。
作用持續時間短，通常維持3到5小時，因此必須在飯前注射。

●速效型胰島素製劑
效果很快就出現，注射之後30分鐘到1小時開始出現效果。
作用持續時間短，通常維持5到8小時。
這種透明清澈的製劑，又稱為R型製劑。

●中效型胰島素製劑
注射之後1到3小時發揮效用。
作用持續時間大約18到24小時。

●混合型胰島素製劑
注射之後比中效型胰島素製劑更快發揮效果。
作用持續時間和中效型胰島素製劑相當，約為18到24小時。
這是速效型胰島素製劑或超速效型胰島素製劑，與中效型胰島素製劑以一定比例混合做成的藥劑。

●遲效型胰島素製劑
注射之後4小時才開始發揮效用。
作用持續時間大約24到28小時。
較慢產生效用，但持續力較強。

●長效型胰島素製劑
注射後開始產生效用的時間與中效型相當，約為1到2小時。
作用持續時間超過24小時，效果相當穩定。

不同種類胰島素製劑的效果呈現狀況

用模式圖表現胰島素效果產生的狀況，圖中「頂峰」代表發揮最大效果的時間點，往右延伸的「山腰長度」代表作用持續時間。

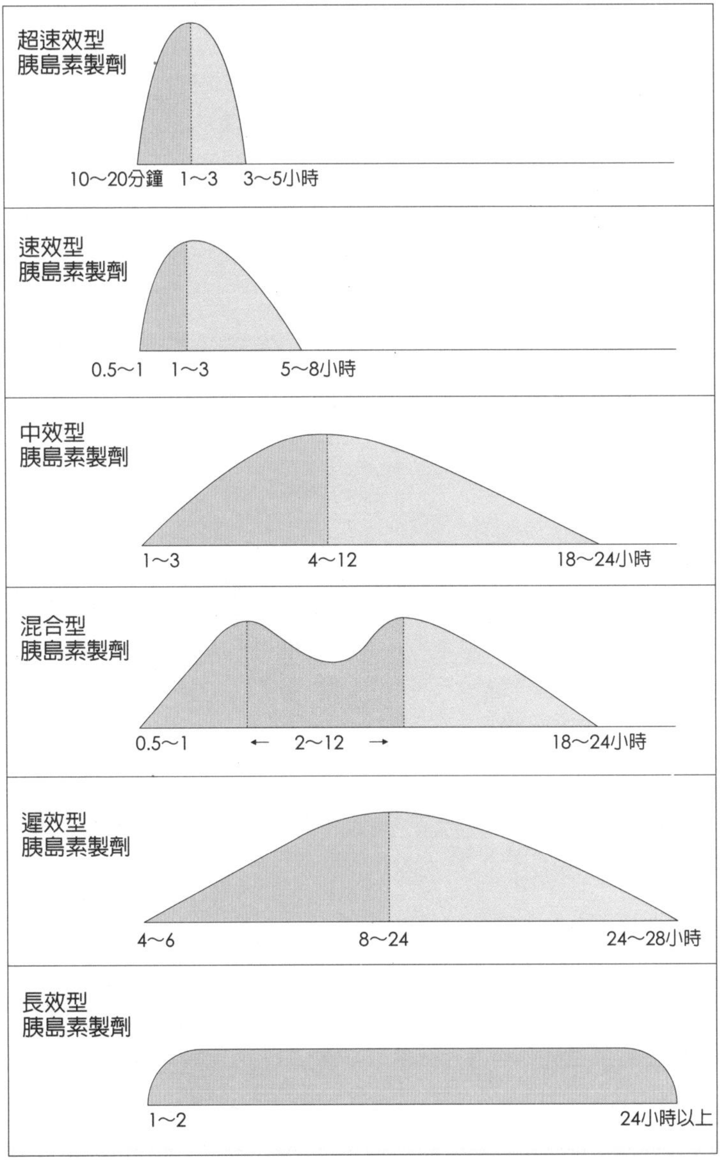

胰島素製劑的種類

●主要胰島素Cartridge製劑

分類名	商品名	單位/容量	開始作用時間*	最大作用時間*	作用持續時間*
超速效型	Novo Rapid注300 Humalog注cart	300/3ml	10～20分 15分	1～3 0.5～1.5	3～5 3～5
速效型	Penfill R注300 Humacart R注		0.5 0.5～1	1～3 1～3	8 5～7
超速效・混合型	NovoRapid30Mix注		10～20分	1～4	24
混合型	Penfill10R～50R注300 Humacart3/7注		0.5 0.5～1	2～6 2～12	24 18～24
中效型	PenfillN注300 HumacartN注		1.5 1～3	4～12 8～10	24 18～24
超長效型	Lantuscart300		24小時作用持續（沒有頂峰期）		

＊除了超速效型的作用以「分」表示，其餘都以「小時」為單位

●主要胰島素製劑

分類名	商品名	每次注射單位數量	開始作用時間*	最大作用時間*	作用持續時間*
超速效型	Novo Rapid注300FlexPen Humalog注kit	1～60 1～60	10～20分 16分	1～3 0.5～1.5	3～5 3～5
速效型	Novolin R注FlexPen InnoLetR注 Humacart R注kit	1～78 1～50 1～60	0.5 0.5 0.5～1	1～3 1～3 1～3	8 8 5～7
超速效・混合型	NovoRapid30Mix注 FlexPen	1～60	10～20分	1～4	24
混合型	Novolin10R～50R FlexPen InnoLet10R～50R注 Humacart3/7注kit	1～78 1～50 1～60	0.5 0.5 0.5～1	2～8 2～8 2～12	24 24 18～24
中效型	NovolinN FlexPen InnoLetN注 HumacartN注kit	1～78 1～50 1～60	1.5 1.5 1～3	4～12 4～12 8～10	24 24 18～24

＊除了超速效型的作用以「分」表示，其餘都以「小時」為單位

●主要胰島素vial製劑

分類名	商品名	單位/容量	開始作用時間*	最大作用時間*	作用持續時間*
超速效型	Novo Rapid注vial Humalog注vial	1000/10ml	10～20分 15分	1～3 0.5～1.5	3～5 3～5
速效型	Novolin R注 Humulin R注		0.5 0.5～1	1～3 1～3	8 5～7
混合型	Penfill10R～50R注300 Humulin 3/7注		0.5 0.5～1	2～8 2～12	24 18～24
中效型	NovolinN注 Humulin N注		1.5 1～3	4～12 8～10	24 18～24
遲效型	NovolinU注 HumulinU注		4 4～6	8～24 8～14	24～28 24～28

＊除了超速效型的作用以「分」表示，其餘都以「小時」為單位

●注射器的種類

胰島素注射器的種類包括普通注射器、筆型注射器、拋棄式注射器、持續注入幫浦和無針注射器等等。

近來操作容易的筆型注射器已成爲主流。

注射器的種類

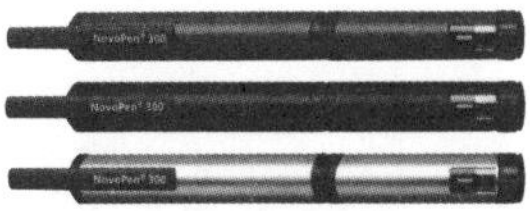

▲Novo Pen（諾和筆，筆型胰島素注射器）

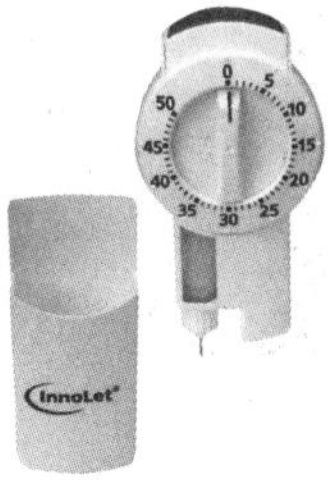

▲InnoLet（拋棄式胰島素注射器）

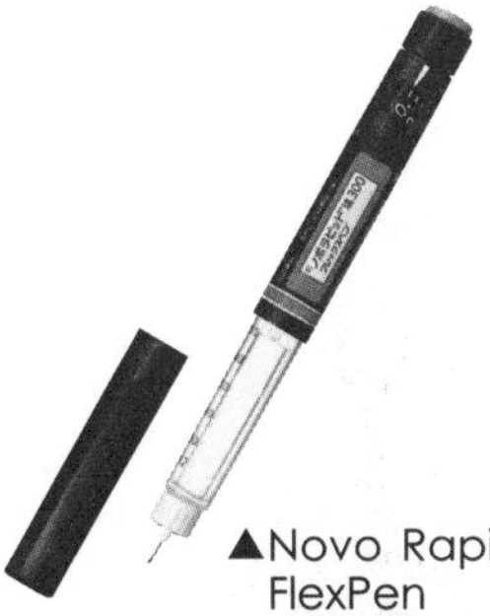

▲Novo Rapid、FlexPen（諾和瑞、拋棄式筆型胰島素注射器）

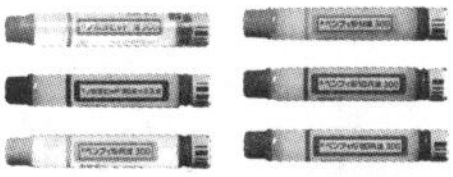

▲Penfill（筆型胰島素注射液卡式小管）

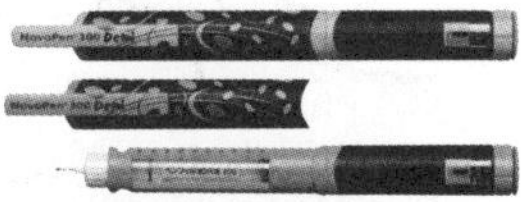

▲Novo Pen Demi（小型筆型胰島素注射器）

●筆型注射器

筆型注射器，目前各式各樣的造型劑的Cartridge，陸續生產。主要產品有Novo Pen300等。

●拋棄式注射器

和含有300單位（3毫升）胰島素製劑的一體化產品，用後可拋棄。
目前主要產品有Penfill、InnoLet、Humacart kit等。

●胰島素Cartridge

含有300單位（3毫升）的胰島素製劑Cartridge。
可裝在諾和筆300中使用，而且用後能輕易替換。

●注射針

31G最細的專用注射針。

●注射的方法

通常在除了肚臍之外的腹部皮下以及大腿外側部皮下進行。這種注射針非常細，幾乎不會感到疼痛。

若每次都在相同部位注射，容易導致該部位皮膚變硬，所以最好每次換不同位置。

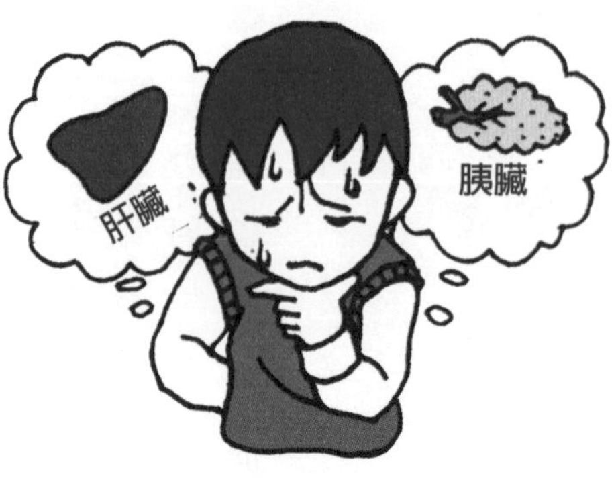

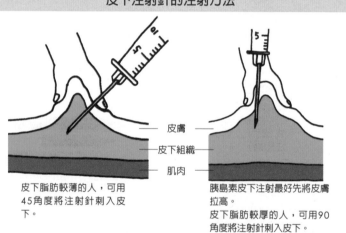

皮下注射針的注射方法

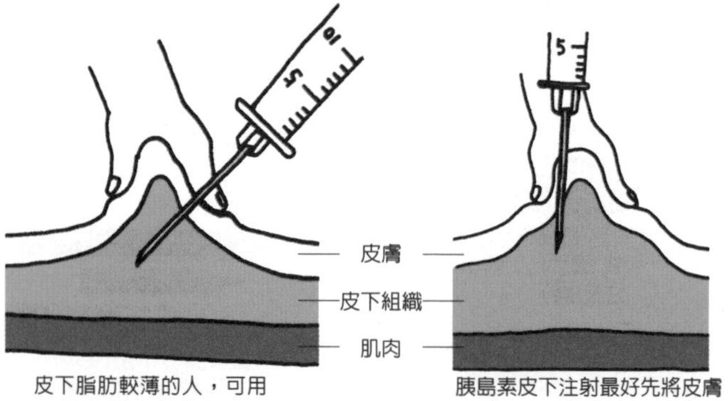

皮下脂肪較薄的人，可用45角度將注射針刺入皮下。

胰島素皮下注射最好先將皮膚拉高。
皮下脂肪較厚的人，可用90角度將注射針刺入皮下。

小知識

注射部位的消毒

預定進行注射的部位，皮膚須先用酒精消毒，等酒精乾掉才實施注射。

不過，近來醫師也允許患者只要將手與注射部位洗乾淨，即使沒有酒精消毒也可進行注射。

自己注射胰島素的方法

①

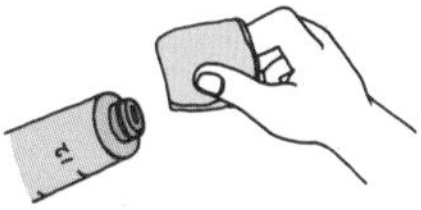

①將蓋子拉開，以酒精棉塞住橡膠栓。

②

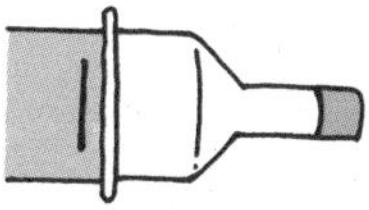

②將針盒直直插入橡膠栓，用力旋轉，直到緊密固定在本體為止，然後打開針盒的蓋子。

③

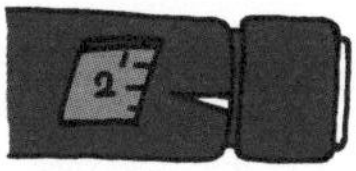

③配合整體單位轉動輪盤，直到輪盤呈現「2」的數字。
像這樣就是設定在2單位。

④

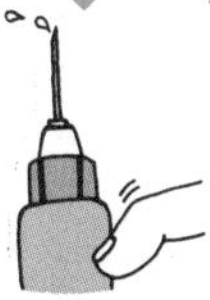

④連續幾次輕輕用手指彈一彈針筒上部位置，將注射鈕壓進去，確認針頭跑出胰島素。

⑤

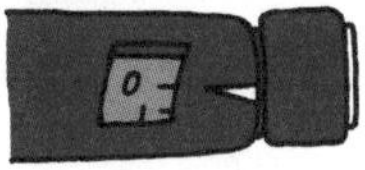

⑤用力將注射按鈕壓進去，數字碼就會出現「0」。
必須確認數字呈現「0」才行。若數字非「0」，必須再度按注射鈕。

⑥

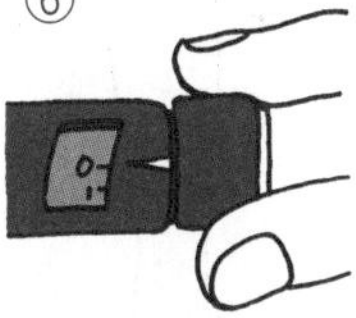

⑥實際注射的單位數必須與所顯示的數字相符合。每轉動一個單位會發出「咔嚓」一聲，必須仔細確認。若轉動過頭，必須把它轉回來。

⑦

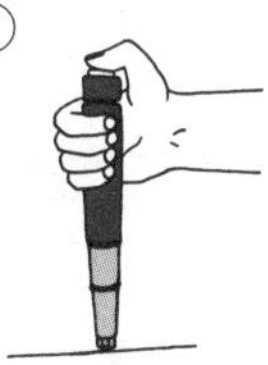

⑦到此，注射準備工作完成。針刺入皮下後，必須直直地按注射按鈕。不可注入後立刻把針拔出來。

⑧

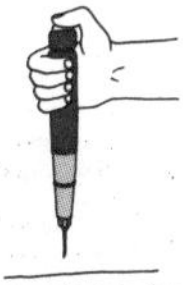

⑧必須確認注射按鈕已經完全壓入，維持六秒鐘以上，再把針拔出來。拔出時，注射按鈕仍維持按入，必須等針完全拔出才拉起注射按鈕。

胰島素製劑的注射部位

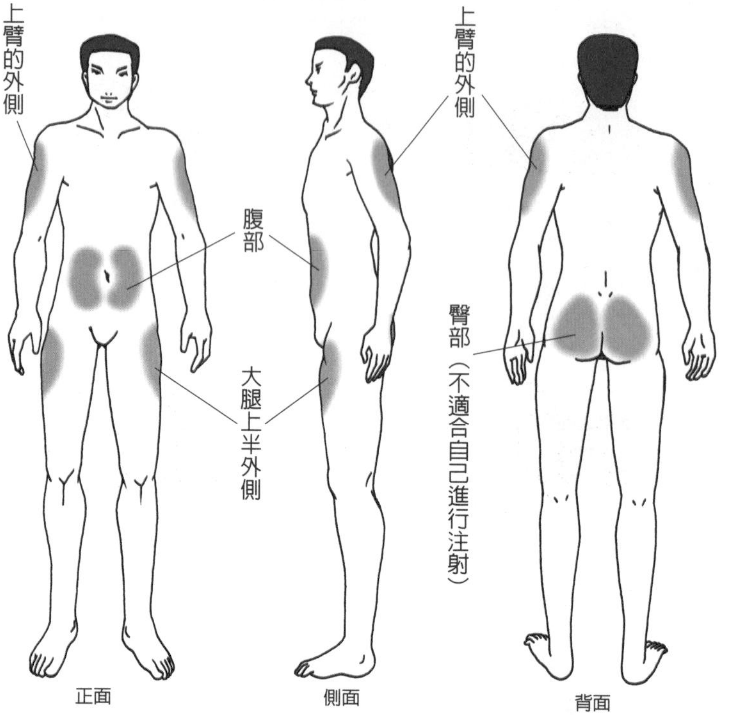

注射部位最好每次改變

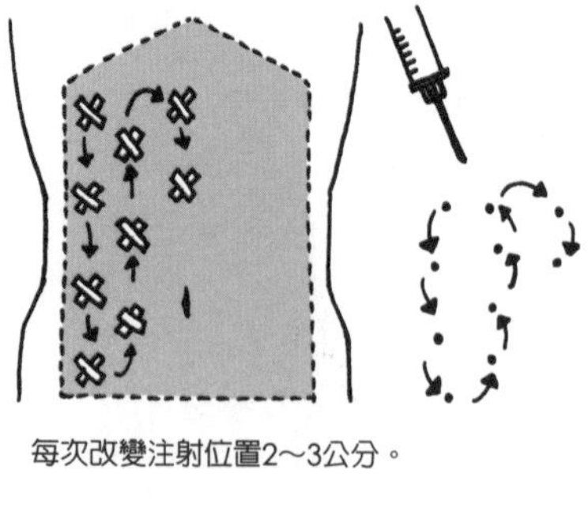

每次改變注射位置2～3公分。

持續注射相同部位可能導致下列狀況

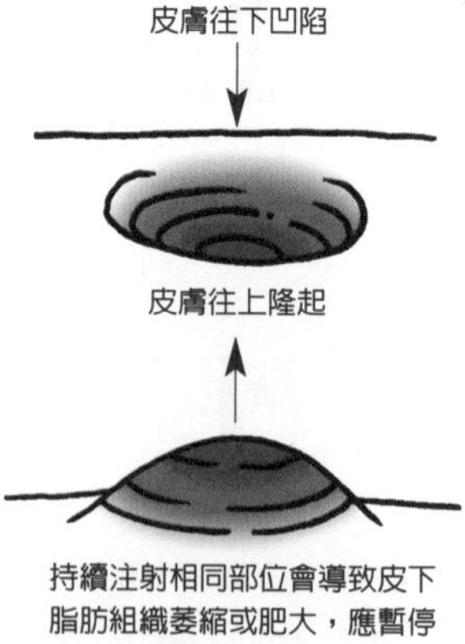

持續注射相同部位會導致皮下脂肪組織萎縮或肥大，應暫停在出現類似狀況的部位進行注射。若有不舒服的狀況，必須立刻和主治醫師商量。

●自我測定血糖

實施胰島素療法之際，患者必須定期測定血糖值，確認胰島素是否正常發揮效果。近來已經有可以簡單在家進行血糖值檢測的設備，患者應遵照醫師指示，定期測定血糖值。對接受胰島素療法的患者而言，血糖自我測定器是自我健康保險的最佳利器。

●吸入式胰島素

爲了化解注射胰島素的麻煩，二〇〇五年日本有人著手開發吸入式胰島素吸入器。主要是使用專用吸入器，吸入霧狀胰島素，由支氣管黏膜吸收，預期不久後就可上市發售，解決使用注射器的麻煩。

●無針注射器

這是一種不使用針，而利用水壓將胰島素注入皮下的注射器，目前日本已經有廠商推出相關產品。

影響皮下注射胰島素吸收速度的因素

因素	吸收速度
1.注射部位	腹壁＞上臂＞大腿
2.運動	快速
3.注射部位的溫度	愈高溫愈快速
4.按摩	快速
5.抽菸	遲緩
6.糖尿病性細小血管症	快速
7.注射深度	愈深愈快
8.胰島素的濃度	濃度愈高愈遲緩

小知識

不痛的胰島素正在開發中

用針筒注射胰島素疼痛且麻煩，因此，醫藥界積極開發包括「吸入式胰島素」、「埋入式胰島素」、「胰島素錠劑」等產品，希望取代注射筒。

其中，吸入式胰島素運用的原理和氣喘吸入藥相同，主要是利用氣管吸入胰島素，由肺部吸收。

目前吸入式胰島素產品的開發，以美國與德國最先進，預期不久後就可量產。

併發症的治療藥物

糖尿病併發症治療時最重要的是，患者如果有持續服用治療糖尿病以外的藥物時，必須確實告知醫師。此外，患者應避免沒有告知醫師而自行購藥服用。

糖尿病併發症的治療藥劑

糖尿病惡化後，患者會出現手腳麻痺、麻木、手指與腳尖疼痛和壞疽等症狀。也有些患者會出現視線模糊、水晶體渾濁和視網膜剝離等狀況，還有一些血管會變窄、變硬，而各種症狀都有相關治療藥劑。

出現併發症的糖尿病患者，必須清楚告知主治醫師目前是否有在服用糖尿病藥劑，或者進行胰島素療法。若隱匿相關訊息，醫師的處方就可能產生危險的副作用。

比如，就醫前就在服用降血壓藥與痛風治療藥等藥劑的患者，接受醫師指導進行糖尿病藥物療法時，必須先將自己的服藥狀況告知醫師。

糖尿病併發症治療藥劑有限，日本目前市售的醛糖還原酵素抑制劑只有一種，可改善糖尿病性神經病變導致的手腳麻痺。

小知識

醛糖還原酵素抑制劑

預防糖尿病併發症的藥劑，可減輕神經病變導致的疼痛與麻痺，減少高血糖所造成的山梨糖醇在細胞內過度累積。不過，這種藥劑對於改善神經嚴重病變的效果不大。

美國與加拿大29家醫療機構1141位糖尿病患者治療過程產生血管併發症的情形（9年之累計）

未併發細小血管症的患者（726人）

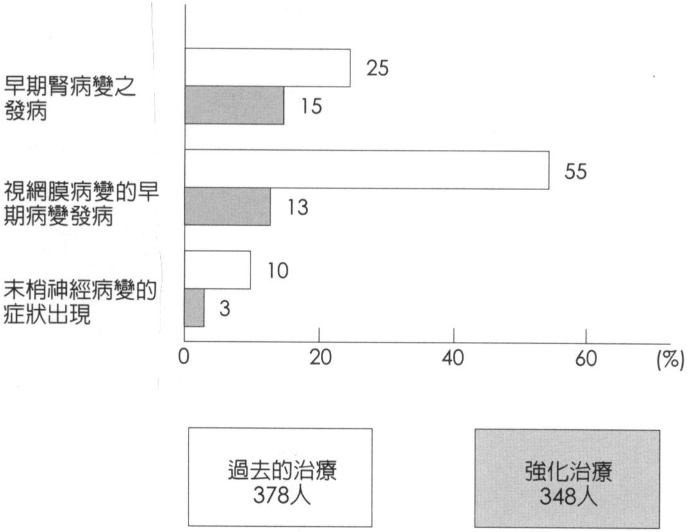

已經出現血管併發症的患者（715人）

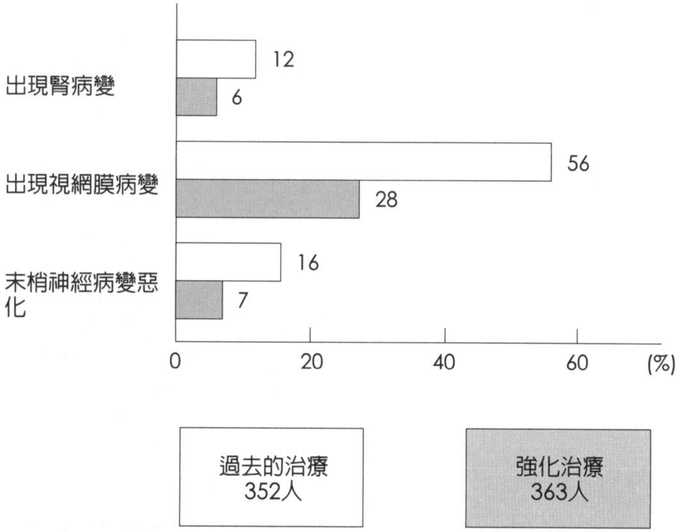

藥物的副作用

藥物產生功效的方法與副作用因人而異，若出現副作用，應與主治醫師商量，接受其建議。

藥物所產生的副作用

任何藥物發揮作用的同時，多半會有副作用，糖尿病藥劑也不例外。

若服用醫師處方藥之後出現嚴重的副作用且難以忍受，必須立刻告訴醫師。

此外，使用藥物療法時，糖尿病患者可能會出現低血糖狀況，本身必須學習相關知識與因應方法，避免副作用造成問題。

口服藥的副作用

糖尿病藥物療法除了可能造成低血糖，有時也會出現各種副作用。

雖然和其他口服藥相比，胰島素分泌刺激劑更能降低血糖值，但若沒有和飲食療法、運動療法同時實施，可能導致體重增加、動脈硬化。

醣類吸收延遲劑可能造成腹部脹氣和體內廢氣過多的副作用，有時甚至會造成下痢。

胰島素抗性改善劑有時會出現肝

小知識

葡萄糖①

多半存在於水果與蜂蜜等食物中，特別是葡萄汁含量最多，因此取名為葡萄糖。葡萄糖除了存在於自然界，人體內也可利用所攝取的米飯與麵包等碳水化合物來製造。換言之，體內在消化酵素作用之下，碳水化合物會被分解、消化，變成葡萄糖而被小腸吸收。被吸收的葡萄糖進行各種生理作用，最重要的功能是成為體內能量的來源。通常人體一天必須有超過一百五十公克功能障礙、體重增加、浮腫等副作用。心臟功能不佳的患者可能產生心臟衰竭問題。

雙胍類藥物（BG藥）除了容易造成患者嘔吐、身體疲倦和腹痛之外，有時還會因爲乳酸中毒（參照第一四六頁）而失去意識。

糖尿病患者接受醫師治療之前，應先詳細詢問作用與副作用爲何，能充分接受才實施治療。

治療期間仍得持續注意身體狀況，若副作用嚴重到難以忍受，應立刻告訴醫師，尋找解決之道。

告知醫師之前，不可自行停藥。

胰島素的副作用

胰島素製劑除了可能造成低血糖，有時還會出現過敏反應和蕁麻疹等副作用。

有些患者還會因爲注射胰島素而出現注射部位腫脹、變硬、奇癢無比的狀況。

早期有人利用豬隻與牛隻胰島素治療人類的糖尿病，副作用問題非常明顯。現在有人利用基因置換技術製造胰島素，副作用產生機率大幅降低。

另外，有些接受胰島素治療的患者以爲自己突然變胖是注射胰島素所致，但事實不然，胰島素雖可能使人變胖，但患者更應檢討自己是否飲食過量。

的葡萄糖作為能量來源。

葡萄糖②

葡萄糖是人腦唯一的能量來源，因此特別重要。人體能利用蛋白質、脂肪、醣類等營養素，產生必要熱量，但大腦無法接受葡萄糖以外的能源。事實上，人體每日所需超過一百五十公克的葡萄糖，一百二十公克以上都是大腦消耗掉的。因此，葡萄糖缺乏時，大腦失去動能，患者就會出現意識混亂、昏迷等狀況。

藥物療法的Q&A

Q 醫師建議我必須打胰島素，但聽說打胰島素就必須一輩子接受這種療法，讓我猶豫不決。胰島素療法真的必須持續一輩子嗎？

A 1型糖尿病患者若要接受胰島素療法，確實不易中途停止。不過，2型糖尿病患者用胰島素穩定代謝機能之後，不必繼續進行胰島素注射就能有效降低血糖，此時即使停止注射也無妨。

當然，患者必須持續、正確地實施運動療法與飲食療法。

當然，若主治醫師建議注射胰島素，最好立刻實行，如此反而有機會「提早畢業」，不必繼續打胰島素。

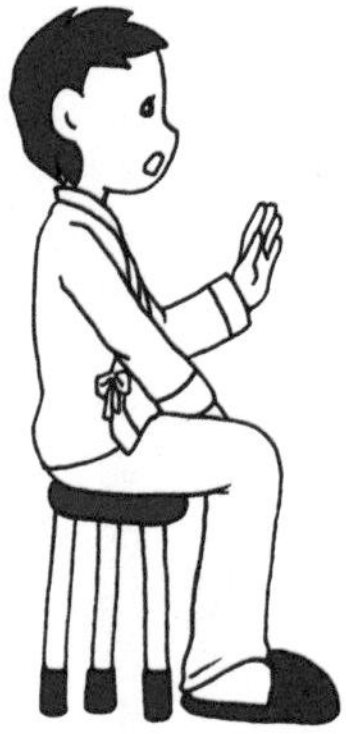

Q 注射胰島素的目的是不是為了讓口服藥的成分更快發揮效用？

A 這是錯誤的看法。胰島素原本就是人體內部胰臟能分泌的荷爾蒙；反之，口服藥的作用只是刺激胰臟分泌更多胰島素，或者提高胰島素感受性，藥劑和胰島素成分完全不同。因此，服用口服藥有個前提，就是人體本身還有製造胰島素的能力。

口服藥是治療2型糖尿病處

方之一。相對的，1型糖尿病患者體內無法製造胰島素，即使吃藥也不會有效果，只能直接將胰島素打入體內。

Q 長期注射胰島素會不會導致體內無法自行製造胰島素？我非常擔心這個問題。

A 醫學上沒有施打胰島素就造成胰臟無法分泌胰島素的狀況。

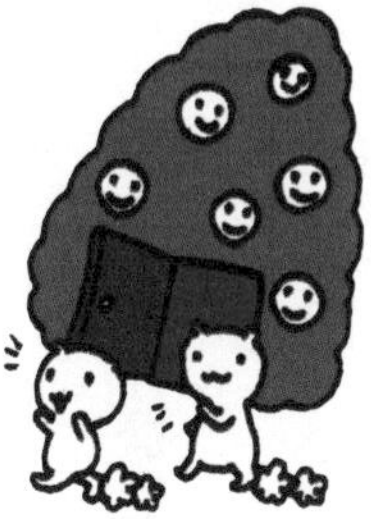

相反地，血糖獲得良好控制時，胰臟蘭氏小島機能會提高，就能分泌更多胰島素。

Q 目前我有在打胰島素，但聽說已經有吸入式的胰島素。最近能注射的皮膚愈來愈少，真希望能改採吸入式治療。

A 目前臨床上能使用的大部分是注射式，吸入式胰島素藥劑，二○○六年在美國才剛剛上市。

注射胰島素對於糖尿病患者而言，身體確實會比較不舒服。

反之，吸入式是將胰島素作成乾燥粉末狀，經由呼吸道進入肺部由人體吸收，或者將胰島素做成霧狀，直接吸入肺部由血液吸收。

Q 我很想了解胰島素皮下注射的注射位置，但醫師的說明總覺得聽不太懂。是不是醫師畫出來的位置左右都可施打？

A 基本上，最適合進行胰島素皮下注射的位置是除了肚臍之外的腹部、上臂部、大腿等部位。

必須注意的是，注射之後若手腳必須運動，運動部位最好避免注射胰島素。

每次注射的位置不妨間隔二到三公分以上（參照第一五八頁圖解）。

主治醫師相關說明若聽不懂，患者必須耐心詢問，直到理解為止。

Q 醫師建議我接受胰島素注射療法，但我有點怕。我想了解實施胰島素注射療法有什麼需要注意的事項？

A 早期胰島素注射被認爲是糖尿病治療的最終手段，但現在已經不同，患者罹患糖尿病的早期階段，有些醫師會建議實施胰島素療法。換言之，重點是提早有效控制血糖。

注射胰島素必須注意的是，選擇適合注射的位置。

比如，腹部肚皮以及大腿是不錯的選擇。原因是，這些地方皮下脂肪較厚。不過，皮下脂肪厚薄也會影響胰島素被吸收的速度，皮下脂肪愈薄，胰島素被吸收的速度愈快。

Q 我很想使用筆型胰島素注射器，必須注意什麼問題？

A 筆型注射器的注射針長度約八到十毫米，施打時請先將皮膚拉高再垂直把針刺進去，此時應避免把針刺進眼睛看得到的血管。

實施胰島素注射的患者，不可任意自行決定停止注射或增減注射量，必須確實遵照主治醫師的指示。

Q 胰島素應如何保存比較好？可放在常溫中嗎？

A 原則上，胰島素應保存在二到八度低溫的環境，在家裡可存放在冰箱，但切記勿使其結凍，一旦結凍，胰島素會失去效用。曾結凍的胰島素就不可再使用。

Q 聽說有一種強化胰島素療法，這是怎麼回事？

A 主要是利用胰島素來控制血糖，也就是爲了讓血糖值恢復正常，將速效型胰島素、中效型胰島素或遲效型胰島素組合起來，每天注射數次。

爲了提早讓血糖值恢復正常，基本上這種療法投藥次數較多，效果也比較好。

Q 聽說有所謂的「胰島素抗性」，是指什麼情況？

A 若接受胰島素的器官進入胰島素不容易發揮效用的狀

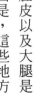

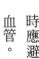

態，就稱爲胰島素抗性。亦即，胰島素分泌量正常，但胰島素感受性也就是作用能力降低。

以2型糖尿病爲例，遺傳因素或肥胖有時會造成胰島素抗性。

想進行糖尿病治療的患者，最好先檢查、確認自己有沒有胰島素抗性。

Q 我目前正在接受施打胰島素療法，但最近工作繁忙且有時會熬夜，因此睡前沒辦法施打胰島素，這樣做會不會出問題？如何是好？

A 有些糖尿病患者認爲熬夜工作應該可以降低血糖值，所以沒必要施打胰島素，這是錯誤的觀念。

除非從事非常消耗體力的工作，否則坐辦公桌熬夜，血糖值基本上不會因而減少，因此，在此情況下熬夜加班的人，仍必須和平常一樣，同時間施打胰島素。

常熬夜工作的人，應與主治醫師商量，確認這樣做會不會影響健康，並尋求解決之道。

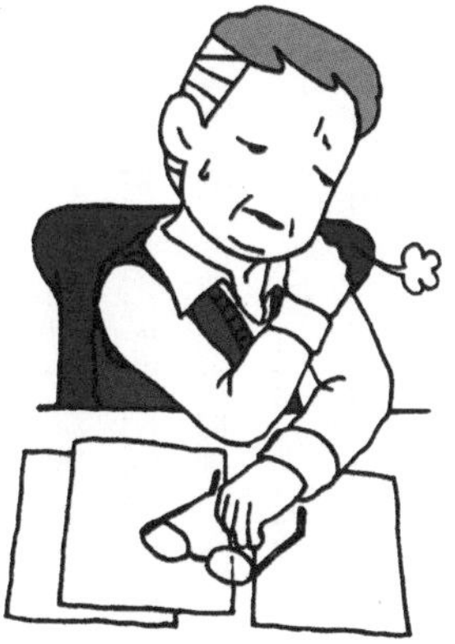

Q 我已經開始實施胰島素療法，注射用過的針筒可直接丟進家中垃圾桶嗎？

A 以東京爲例，東京都藥劑師公會二〇〇二年開始，正式推出藥局回收胰島素注射針背的服務。

一開始只有杉並區與練馬區實施，漸漸擴及到港區、江東區、中野區、豐島區、北區、板橋區、足立區、葛飾區，以及八王子市、武藏野市、東久留米市，居住在這些地區的民眾應儘量利用。

Q 按照醫師指示，我必須每天早、中、晚注射三次胰島素，但經常忘記，因為白天工作繁忙，很難定時進行注射，因此我的問題是，一定得每天固定時間注射三次胰島素嗎？

A 若醫師指示你必須一天施打三次胰島素，就應確實執行。不過，如果白天實在容易忘記，或者難以確實實施，不妨把這種狀況告訴醫師，請醫師提供建議。

若怕在工作場所施打胰島素會妨礙別人或是不好看，不妨到洗手間注射。飯前忘了施打，也可在吃飯過程中或者注意到漏打的時候立刻補救。

Q 我罹患糖尿病已經八年，現在正在接受胰島素療法。下個月預定前往法國出差，是否得隨身攜帶血糖自我測定器？

A 進行胰島素治療的患者，有時會出現低血糖狀況，所以最好隨身攜帶血糖自我測定器。

目前由血糖自我測定器與胰島素幫浦組合而成的產品「Paradigm512」，只要微量採血就可進行血糖自我測定，相當便利。

Q 服用口服藥對於我的糖尿病病情幾乎沒有改善效果，因此改實施胰島素療法。我很喜歡吃飯，每頓都超過一碗，這該如何是好？

A 不管進行哪種藥物療法，糖尿病患者想改善問題，仍必須確實配合飲食療法與運動療法，否則就無法順利控制血糖。

當然，要求食量一向很大的人突然減量，會相當痛苦，所以，不妨擬定計畫改變飲食習慣。

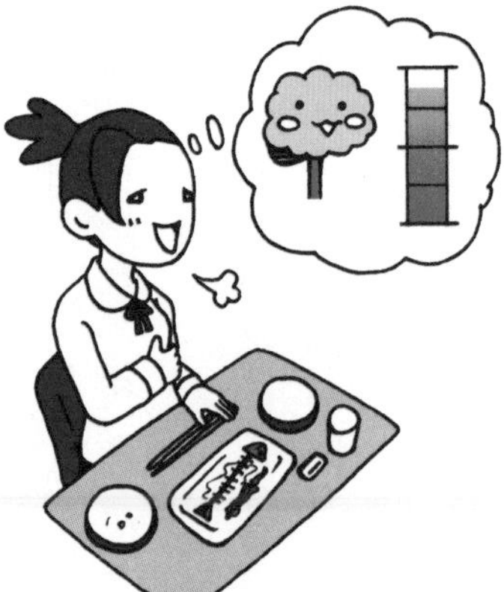

Q 聽說注射胰島素，體重容易增加，這是真的嗎？

A 注射胰島素之後，因爲血糖值控制在正常範圍，有些人因此容易產生空腹感。這其實就是一種低血糖狀態，等於提醒身體已經不須要那麼多胰島素了。

此時若患者爲了滿足空腹感而攝取超過飲食療法預定的食量，結果就可能造成體重增加。注射胰島素的人變胖，大部分並非胰島素的副作用所致，而是爲了克服空腹感而不小心吃太多的結果。

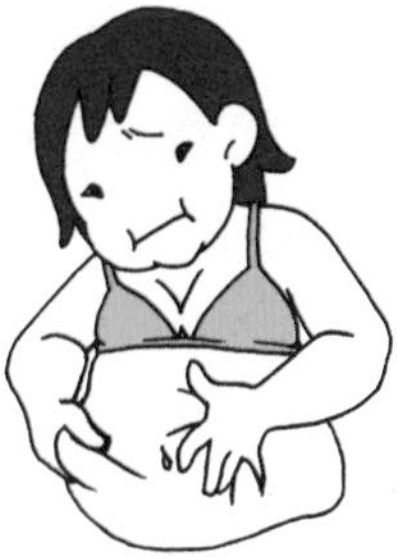

Q 在什麼地方注射胰島素效果最好？聽說施打胰島素最好每次改變位置，那麼，即使改變位置，效果也是一樣嗎？

A 一般而言，注射胰島素後，身體吸收速度最快的部位依次是腹部、上臂部、臀部和大腿。

施打胰島素部位不同，效果也不一樣，患者應接受醫師建議，在適當的位置施打胰島素。

不過，即使在醫師所指示的部位注射，也必須每次離開二到三公分左右。若重複在相同位置注射，容易造成皮下脂肪萎縮、變硬，必須注意。

Q 我罹患糖尿病視網膜病變，視力急速衰退，注射胰島素時竟然看不到注射劑的數字。我該怎麼辦？

A 視力變差，對於日常生活而言相當不便，有這種問題的糖尿病患者，若甚至連胰島素注射筒的刻度都看不清楚，就會感到不安，擔心是否無法自行注射。

在此情況下，應先接受眼科醫師診斷或治療，改善自己的視

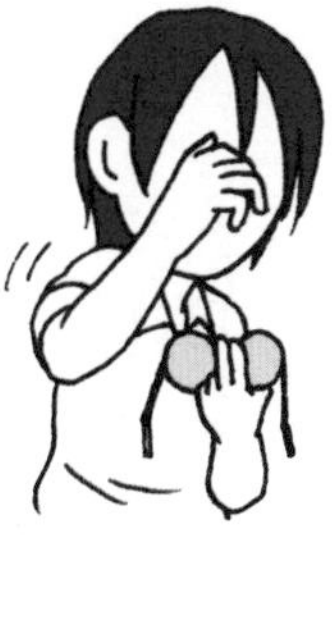

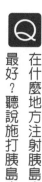

力，再和糖尿病主治醫師商量解決之道。

目前醫藥界有廠商推出可看清楚注射器與筆型注入器刻度的放大鏡，不妨參考使用。

Q 聽說已經有人推出新型血糖測定器，但我對於目前使用的測定器很滿意，也已經習慣，是不是可以繼續使用而不必更換？

A 血糖自我測定器最重要的是患者覺得好用。最新型血糖自我測定器當然有其優點，但並不是新型測定器就可改變血糖值。

原則上，已經習慣使用的血糖測定器，當然可以繼續使用。

此外，實施胰島素療法的患者，若必須使用血糖測定器，可向醫院商借，或和主治醫師商量自行購買，在家使用。

Q 我因為血糖值大致維持正常，因此停止口服藥，結果血糖控制狀況再度變差。最近開始接受胰島素注射。打過胰島素後，血糖值立刻恢復正常，我是不是可以不必再施打胰島素？這樣做會不會有什麼問題？

A 注射胰島素可有效控制血糖值並預防併發症，非常重要。

如果目前血糖控制良好主要是因爲注射胰島素的關係，在此情況下停止注射，可能會讓血糖值再度攀升。

口服藥也是相同道理，糖尿病患者不應因爲血糖值稍微恢復正常就擅自停止服用口服藥。

Q 我持續進行胰島素療法，並且常用血糖自我測定器來測定血糖值，因此我在想，血糖值恢復正常時，是否可減少胰島素注射量？這樣做會不會產生問題？

A 實施胰島素療法的患者，不管血糖值升高還是降低，都應按照醫師指示用量進行注射。

不過也有例外，在以下情況可調整胰島素注射量。

- 低血糖出現的頻率明顯提高。
- 從事登山等急速、激烈的運動

時。

- 懷孕期間必須嚴格控制血糖時。
- 糖尿病患者罹患其他疾病，造成短暫的高血糖狀態。
- 血糖值上升或下降的狀況激烈且不安定。

Q 有時我的工作非常繁忙，而且飲食時間和起床時間都不規則，很難在醫師指示的時間服藥。服藥時間是否必須嚴格遵照醫師指示？

A 糖尿病患者的日常生活當然愈規律愈好，進行治療時，特別是服藥的時間，也最好遵照醫師指示。若不小心錯過服藥時間，最好在一個小時之內補過來。

另外，有些糖尿病治療藥劑的目的在於抑制飯後血糖值上升，當然必須飯前服用。其他時間服用不僅沒有效果，說不定還會造成反效果。

若開始吃飯才想到飯前忘了服用醫師指示的藥，請立刻補充服用。

Q 我常服用糖尿病藥劑。不過，有時感冒或頭痛時會到藥局購買成藥服用，這些不同藥劑是否會帶來不良影響？是否有必須注意的地方？

A 原則上，藥局販賣的成藥和醫師開立的糖尿病處方藥可以併用。

不過，有些情況是，患者同時服用醫師開立的糖尿病處方藥與其他疾病的成藥，而出現各種身體不舒服的狀況。比如，醫學報告顯示，部分鎮痛解熱劑與感冒藥品會妨礙胰島素發揮效果。

因此，實施糖尿病藥物療法的患者，購買成藥時必須將自己的狀況告知藥劑師，或者將正在服用的糖尿病藥劑帶去給藥師作爲參考。

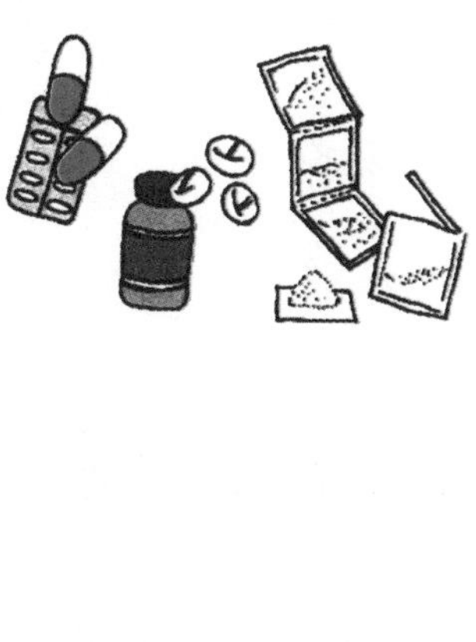

Q 家父罹患糖尿病，接受醫師治療並持續服用糖尿病治療藥劑，但他同時對於民俗療法頗有興趣。請問可否一面服用醫師處方藥，一面接受民俗療法？

A 所謂民俗療法，基本上都是尚未經過醫學實證和確認有效的療法，其實效性令人懷疑。想接受民俗療法的人，必須先有這種認知。

為了謹慎起見，想接受民俗療法的糖尿病患者，不妨先與醫師商量。

而且，接受民俗療法的同時，仍必須持續進行藥物療法、運動療法與飲食療法。

Q 經診斷出罹患糖尿病之後，我確實按照醫師指示進行運動療法與飲食療法，但症狀並沒有明顯改善，是否應進一步實施藥物療法？

A 若認真進行飲食療法與運動療法後，血糖值控制狀況仍然不佳，甚至進一步惡化，就得實施藥物療法。

不過，藥物療法要有效果，仍須配合正確的運動療法與飲食療法。藥物療法無法完全取代運動療法與飲食療法，這點必須有正確的理解。

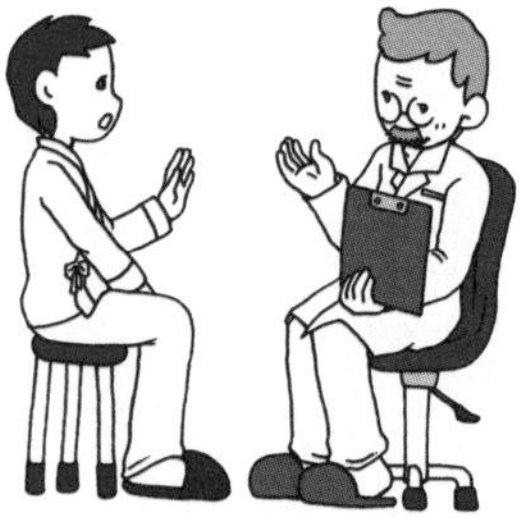

主治醫師若認為患者只靠運動療法和飲食療法就可有效控制血糖，就不會建議服藥。醫師給的建議，患者若有聽不懂或無法接受之處，應進一步請醫師詳細說明。

Q 我聽過一個英文醫學名詞non-compliance（不遵從），不知道是什麼意思？

A 這個字的意思是，患者接受醫師指示進行藥物療法的過程中，以自己的判斷中止或減少服用醫師處方藥的用量。

反之，確實按照醫師指示服

用處方藥的醫學用語是compliance（遵從），這才是正確做法。

糖尿病患者靠自己的判斷任意調整用藥量或者中止服藥，相當危險。

Q 糖尿病藥劑正確服用方法為何？服用時可搭配哪種飲料？

A 基本上，口服藥最好配溫水服用。原因是，和體溫相近的開水，可讓藥效更快發揮。

相對的，應避免以汽水等碳酸飲料或果汁配藥服用。有些藥劑的藥效會被碳酸飲料或果汁中的成分破壞，甚至造成反效果。

至於用酒配藥，更須嚴格禁止。

Q 我的血糖始終值居高不下，令人困擾，雖然有服用口服藥，但效果不明顯。最近聽說吃蕎麥麵可降血糖值，是真的嗎？

A 曾有加拿大營養學專家根據動物實驗，指出蕎麥麵含有cainositor這種具有降血糖作用的成分。

蕎麥麵在人體內是否能達到降血糖的效果，以及效果多大，尚未有明確的醫學報告，因此無法確定。

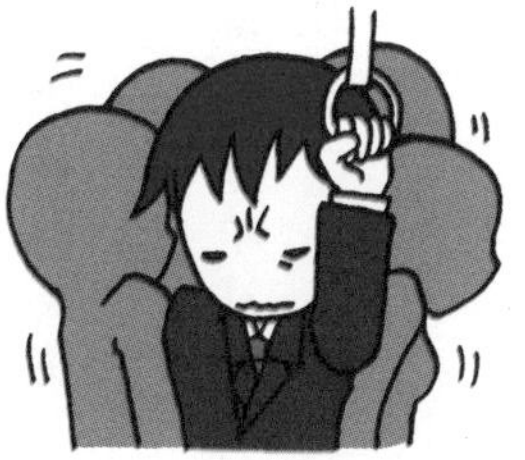

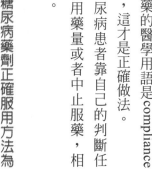

另外，和米飯、麵包相比，蕎麥麵所含卡路里較少，但吃太多還是會造成反效果，份量方面仍須謹慎控制。

Q 常聽說壓力過大會造成血糖值上升；反之，心情輕鬆，血糖值就會下降。我喜歡看喜劇節目，是否常開懷大笑就能降低血糖值？

A 根據國際科學振興機構「心靈與遺傳基因研究會」的調查報告，開懷大笑確實會影響血糖值變動。有人針對糖尿病患者做實驗，讓他們聽對口相聲，結果發現2型糖尿病患者血糖值明顯降低。

血糖值降低的原因之一是，

腹肌運動促進葡萄糖吸收。也有人推測，開懷大笑這種正面的心理作用可以刺激神經內分泌系統發揮作用，抑制血糖值上升。不過，這只是推測，目前還沒有明確的科學證據。

Q 我正在接受速效型胰島素治療。過去出國旅行期間，曾有一次在午飯前施打胰島素，但所點的餐點四十分鐘之後還沒送來，造成低血糖，全身疲累不堪。類似這種情況該如何處理？

A 已經施打胰島素，餐點卻遲未上桌，這種情況並不罕見。因此，外食時最好先問服務生，餐點多久會做好。若無法確定，就等餐點上桌再注射。

另外，若血糖值已經降下來，不妨先點果汁補充糖分。

正在接受胰島素療法的患者，外出時最好隨身攜帶糖果或方糖等甜食，萬一進入低血糖狀態，就可派上用場。

Q 請問罹患糖尿病，是否可不用藥物來控制呢？父親已至醫院檢查並確定罹患糖尿病，但醫生卻告知不用吃藥，好奇怪哦？究竟是為什麼呢？

A 並不是所有的糖尿病患者都必須用藥物控制，如果醫生認爲不須服藥，表示醫生判斷你的父親罹患的是「初期糖尿病」，所以不須要服用藥物，只須做好飲食控制並持之以恆的運動就可以了。

不過仍須提醒父親定期回診檢查，以觀察症狀是否有達到預期的控制，或是好轉，或是更嚴重，以便醫師做進一步的治療判斷。

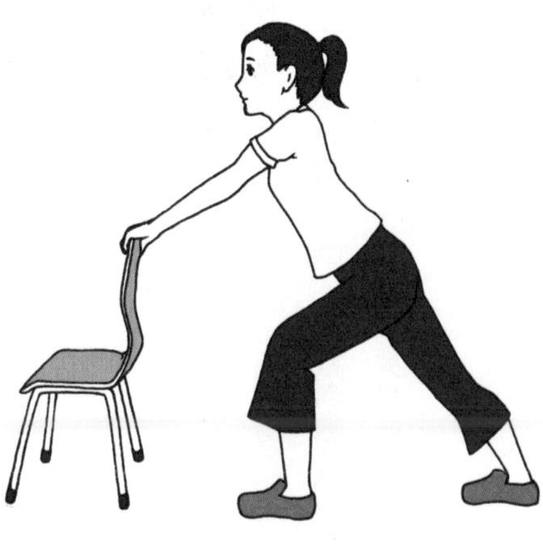

8

低血糖相關問題

糖尿病患者進行藥物療法時，最必須注意的問題就是低血糖。實施藥物療法的患者常會遇到低血糖的狀況，但低血糖不須害怕，只要了解其成因與機制，症狀出現時就可立刻解決。

什麼是低血糖？

糖尿病藥劑過度發揮效用，致使血糖值過度下降的狀態，稱為「低血糖」。低血糖有時會造成生命危險，糖尿病患者必須學習正確的處理方法。

低血糖的成因與機制

糖尿病主要是胰島素分泌不足或胰島素效能不佳所導致的持續高血糖狀態。

1型糖尿病患者以及即使實施飲食療法與運動療法仍無明顯效果的2型糖尿病患者，可用口服藥或注射胰島素的方式降低血糖值。

不過，人體所須胰島素量並不固定，而是會隨飲食次數、食量以及運動量等不斷改變。健康的人能因應不同狀況，調整胰島素的分泌量，將血糖值控制在適當範圍內。比如，血糖值明顯下降，身體就會分泌升糖素與腎上腺素等胰島素拮抗荷爾蒙，讓血糖值恢復正常。

糖尿病患者實施藥物療法之際，因爲依賴藥物，身體反而無法隨時有效地調整血糖值，藥物作用過度時，血糖值過度降低就會造成「低血糖」。

特別是1型糖尿病患者以及2型糖尿病症狀較嚴重的患者，胰島素分泌能力與拮抗荷爾蒙分泌能力多半同

小知識

高血糖高滲透壓性昏迷

感染導致發病的狀況比較常見，不過，也有一些情況不明的導因存在。

糖尿病患者多半頻尿，因此容易脫水，血糖與血液濃度進一步升高。其結果是，血液滲透壓上升，腦細胞可能因此功能異常進而陷入昏迷。高齡患者以及血糖值超過七〇〇mg／dl的患者，特別容易出現這種症狀。

時下降，此時便容易造成低血糖問題。

低血糖的症狀

一般而言，血糖值低於七〇mg／dl，就會出現各種低血糖症狀。

血糖值降到五〇mg／dl左右，則會出現發汗、顫抖、心悸、無力感（脫力感）、身體發熱、想睡、噁心和目眩等症狀。

這些症狀是調節身體機能的自律神經所引起的，可視爲身體對糖尿病這種疾病發出的危險訊號。

若血糖值降到五〇mg／dl以下，患者就會全身無力、注意力降低、神智與語言出現錯亂或障礙，眼中所見影像重疊等。之所以出現這些症狀，主要是因爲血中葡萄糖不足，大腦與脊髓中樞神經無法發揮正常作用。

低血糖問題若置之不理，患者會出現意識障礙、低血糖昏迷等症狀，嚴重時可能致死。低血糖症狀因人而異，有的出現頭痛、極度空腹感以及視力模糊的狀況。所以，實施藥物療法的糖尿病患者，必須隨時注意自己的症狀，不可忽略低血糖這類可能帶給身體嚴重不良影響的警告訊號。

另外，一到二個月之內曾陷入重度低血糖的患者，可能不會出現自律神經症狀或中樞神經症狀，而是一下子就發生意識障礙，陷入低血糖昏迷。因爲血糖值實在太低，連自律神經與中樞神經都無法發出危險訊號，因此一發病就進入重症狀態。

這種狀況稱爲無自覺性低血糖，糖尿病併發症導致自律神經功能障礙

小知識

糖尿病性酮酸中毒症

糖尿病患者出現酮病（酮酸中毒症，參照第五十頁小知識），會出現血糖控制能力惡化的惡性循環，血中酮體持續增加，使血液pH值呈現酸性，這種狀態叫做酮酸中毒症。酮酸中毒惡化時，患者可能失去意識，不加以治療甚至會導致死亡。

糖尿病患者感冒時缺乏食慾，血糖狀況容易失控，但患者擔心出現低血糖而減少口服藥與胰島素注射量，反而因此造成酮酸中毒。

糖尿病性酮酸中毒多半發生在年輕人身上，血糖值多半是三〇〇到五〇〇mg／dl，高血糖問題並不嚴重。

的患者，以及長期持續注射胰島素的患者，都容易產生這種問題。

重度低血糖症狀出現之後，通常一到二個月才會產生自覺性低血糖症狀。這段期間若沒有低血糖的問題，血糖值就會恢復正常。不過，併發症導致的無自覺性低血糖常會一再出現，必須注意。

低血糖導致的症狀

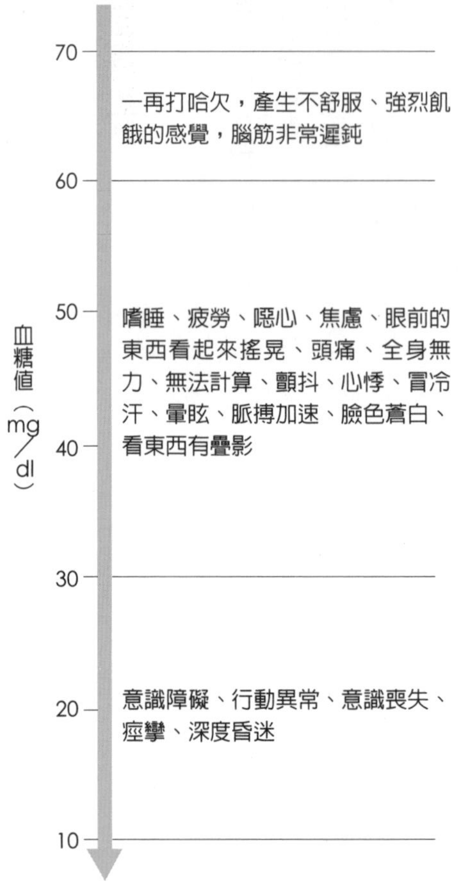

＊血糖值與低血糖症狀的一般對應關係。
症狀視個人身體狀況有所差異。

小知識

早起常見的現象

1型糖尿病患者，早上起床空腹時容易出現血糖急速上升的狀況。

在體內荷爾蒙的作用下，通常睡覺時血糖值會降低，起床之後逐漸升高。健康的人不須太高的血糖值，罹患糖尿病的患者除非適度治療，否則會有持續高血糖的狀態。

早上起床出現高血糖現象，也可能是夜間低血糖的反彈，也就是所謂的「索摩奇現象」(Somogyi Phenomenon)，必須特別注意。

要知道自己屬於哪種類型，最好深夜進行血糖檢查。

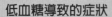

低血糖的原因

糖尿病患者實施藥物療法時，之所以造成低血糖，主要原因如下：

- 胰島素注射量不恰當。
- 所服用的降血糖藥用量不正確。
- 每次飲食量太少。
- 有一頓飯沒吃。
- 兩頓飯之間的時間距離過長。
- 突然進行激烈運動。
- 空腹時運動。
- 大量飲用含酒精飲料。

低血糖主要是身體所需胰島素量，與服藥、注射所補充的胰島素量極度不平衡所致。

要預防低血糖，最重要的就是生活規律，避免過度激烈運動。

注意事項如下：

- 三餐定時。
- 按照醫師所指示的量（卡路里）進食。
- 在醫師所指示的時間服藥或注射胰島素製劑。
- 避免空腹時運動。

這些注意事項都必須嚴格遵守。此外，若要進行比運動療法激烈的運動，必須事先在醫師所指示的卡路里攝取量之外補充進食。

所補充的食物通常以一單位（八十大卡）爲宜，而且不妨選擇較容易消化吸收的碳水化合物食品。

另外，患者也可隨身攜帶糖果等補充糖分的點心，發現有低血糖狀況就立刻進食。

小知識

膽固醇①

這是一種脂質，與脂肪類似，可形成腦、神經與血管壁的細胞膜，也是荷爾蒙原料之一。不過，血液中累積過多的膽固醇，容易造成動脈硬化。人體體內能自行合成膽固醇，也可從食物中直接攝取。人體負責合成膽固醇的器官是肝臟，所使用的材料是蛋白質、醣類與脂肪。

平常食量過大或運動量太少的人，體內容易堆積過多的膽固醇。糖尿病患者多半體內膽固醇值過高，這顯然也是長期生活習慣不佳和缺乏運動所致。

低血糖的處理方法

發現自己低血糖的人，應立刻口含砂糖或葡萄糖，或者吃點糖果、蜂蜜，乃至於喝糖分較高的果汁。

開車時出現低血糖症狀，務必停車吃點糖果等食物。而且若非必要，即使空腹感已經不嚴重，也應避免立刻上路，這時如果繼續開車，十分危險。最好是安靜休息一會兒，等症狀完全解除後再走。

通常服用砂糖十到二十公克之後，十到二十分鐘左右，症狀就可以改善。若經過二十分鐘症狀仍未改善，就必須再服用砂糖十公克。若以上處理方式連續進行二到三次，狀況卻未改善，就必須立刻就醫。

另外，同時使用SU藥，胰島素與α葡萄糖支鏈酶抑制劑的人若出現低血糖，應攝取葡萄糖而非砂糖。

α葡萄糖支鏈酶抑制劑的主要目的是防止飯後血糖值急速上升，因此，服用這種藥物的患者即使口含砂糖，血糖值也不會提高，低血糖的症狀也就無法改善。葡萄糖除了可以向藥局購買，許多運動飲料也含有這種成分。

低血糖症狀若置之不理，有時會導致生命危險。因此，身邊或家裡有糖尿病患者，若是常出現低血糖症狀，應事先了解低血糖相關的知識與處理方法。

特別是低血糖造成意識障礙時，患者多半無法自行解決問題。因此，持續接受糖尿病藥物療法的患者，應事先把低血糖時的症狀告訴周遭的

膽固醇②

膽固醇有壞的膽固醇和好的膽固醇兩種，我想許多人都聽過這種說法。

所謂好的膽固醇，是指高密度膽固醇，能將血管中過多的膽固醇回收進入肝臟處理。

不好的膽固醇則是低密度膽固醇，血管中這種膽固醇量太大，可能阻塞血管，導致動脈硬化。

不過，最近醫學研究顯示，低密度膽固醇其實也不是那麼惡劣，真正危害身體的是氧化的膽固醇。

人，以便有需要時大家能幫上忙。

若意識不清楚、進入昏迷狀態，只靠砂糖或葡萄糖無法改善症狀，就必須進行肌肉注射升糖素（十毫升）。

可能出現昏迷或意識障礙等重度低血糖症狀的患者，最好事先經由醫師指示，購買升糖素注射液在家中備用，外出時隨身攜帶，家人也必須熟悉注射方法。

若注射升糖素之後五分鐘尚未恢復意識，就必須立刻緊急送醫。此時若不緊急處理，患者可能會有生命危險。

糖尿病患卡的取得與取消

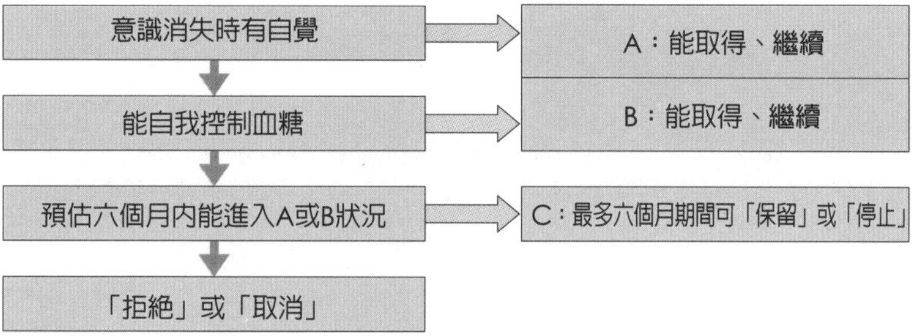

糖尿病患卡的取得與延長相關條件

糖尿病患卡

我是糖尿病患者

我不是酒醉。若我出現意識昏迷的情況或者有氣無力、看起來很奇怪，請立刻幫我從皮包中取出砂糖，塞入我的口中。如果我已經跌倒在地而且失去意識，請幫我就近呼叫醫師或者打119緊急送醫。

姓名　　　　TEL

住址

上班地點　　　　TEL

（正面）

我現在每天接受以下的治療

（1）胰島素注射

胰島素的種類

1日　　單位　早上　　晚上

（2）口服降血糖藥

藥劑的名稱　　（毫克）

1日　　錠

（3）沒有在服藥

（就診醫院）　　TEL

（主治醫師）　　（病例號碼）

年　月　日

（背面）

＊糖尿病患者必須隨身攜帶這張卡片，內容可針對自己的狀況適度修改。

自我測定血糖與胰島素和零食的調整

	血糖	調整
運動前	↑	判斷自己血糖狀況控制是否正常，情況不佳時就不應進行運動。
運動中	低血糖症狀出現	運動前、運動中可先吃一些零食（但如果運動時消耗過多熱量，胰島素宜減量）。
運動之後	↑	胰島素注射增量（每次2到4單位，但若其他時間出現低血糖狀況，應在運動前或過程中補充零食）。
	↓	運動前、運動中可先吃一些零食（但如果運動時消耗過多熱量，胰島素宜減量）。
運動2小時之後	↑	胰島素注射增量（每次2到4單位，但若運動過程中或之後出現低血糖狀況，則應如上表做法進行補救）。
	↓	運動後可以吃一些零食（但如果運動時消耗過多熱量，胰島素宜減量）。

（佐藤祐造編著《糖尿病運動療法的正確知識　修訂版》南江堂出版）

藥物性低血糖昏迷導致的後遺症與死亡相關統計

與藥物名組合	患者總數	後遺症數	死亡數
酒精	188	2	24
磺醯尿素類藥物（SU藥）	842	13	63
水陽酸	21	1	7
雙胍類藥物（BG藥）	9	0	2
Propranolol	49	0	0
SU藥＋胰島素製劑	40	1	1
SU藥＋BG藥	37	0	4
SU藥＋水陽酸	14	0	0
水陽酸＋酒精	9	0	0
胰島素製劑＋酒精	9	4	2
降血糖藥＋降血糖誘發藥	51	2	6
其他藥物	31	0	0
毒素	2	0	0
	1302	23（1.8%）	109（8.4%）

＊後遺症除了持續性腦病變，還可能造成神經病變、急性心肌梗塞等問題。

（根據Seltzer, H.S.：Drug-induced hypoglycemia, A review of 1418 cases. Endocrin Met Clin Nor Am 18：163, 1989修改）

生活習慣的Q&A

Q 我被診斷出罹患糖尿病，目前一天抽菸約五十根，雖然醫師建議我戒菸，但真的非這樣做不可嗎？抽菸對糖尿病有不良影響嗎？

A 目前沒有醫學研究證明抽菸對血糖值控制有不良影響，但抽菸習慣對健康原本就不好，當然能戒則戒。

主要問題是，香菸中所含的尼古丁具有收縮血管作用，容易導致糖尿病併發症之一的血管病變。

此外，香菸含有致癌物質，容易誘發肺癌與心臟疾病。

被醫師診斷罹患糖尿病的人，請務必戒菸。

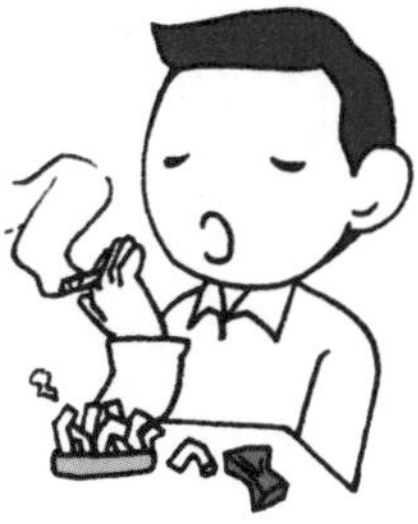

Q 家父即將滿七十歲，被醫師診斷為糖尿病患者。請問像這樣的高齡糖尿病患者，日常生活是否有必須特別注意的地方？

A 高齡糖尿病患者較常遇到的問題是血糖過低。原因是，年紀大了食慾不振，所攝取的熱量過低而造成低血糖。低血糖有危險性，必須小心注意，家屬應協助並注意患者的飲食是否正常，避免過度飢餓。飲食的質與量也必須十分注意。

此外，高齡患者即使有低血糖的問題，也多半沒有自覺症狀，因此容易被忽略，置之不理的話，容易導致各種併發症。

總之，高齡糖尿病患者不只當事人應小心注意，家人與周遭親友也必須注意，提供必要的協助。

Q 三個月前做糖尿病檢查時，被診斷出罹患邊界型糖尿病，日常生活是否必須特別注意哪些具體問題？

A 所謂邊界型糖尿病，就是目前雖然還不是確定的糖尿病患者，但惡化成爲糖尿病的機率相當高。

有這種問題的人不必服藥，首先必須做的是改善生活習慣。然後，和一般糖尿病患者相同，邊界型糖尿病患者應實施飲食療法與運動療法，並且戒酒、禁菸。

特別是有點肥胖的人，還必須適度節食和減肥。

邊界型糖尿病患者若能改善生活習慣，就可避免惡化成爲糖尿病。

Q 常聽說糖尿病是一種生活習慣病，但我很好奇，「生活習慣病」是怎樣定義的？

A 所謂「生活習慣病」，就是一般所謂的「成人病」，主要疾病包括糖尿病、高血壓、高血脂症、心肌梗塞、狹心症、腦中風和癌症等。這類疾病多半是生活習慣不佳所致，爲了喚起一般人注意，特別稱之爲「生活習慣病」。

雖然罹患這類疾病的人可能有遺傳基因問題，但主要還是因爲生活習慣不佳和壓力過大等導致發病。

因此，即便有遺傳原因，也就是體質上容易發病，若能維持健康的生活作習，多半還是可以防止發病。

Q 我的血糖控制狀況一直很差，前不久請醫師開處方藥。但醫師不只開藥，還給我各種飲食指導。難道只靠服藥無法順利治好糖尿病嗎？

A 確實如此。糖尿病患者必須了解，不可能單靠哪些藥物就能徹底治好糖尿病。

換言之，糖尿病藥物主要是預防、減輕糖尿病所導致的各種症狀，要完全解決問題，還是必須實施更根本的飲食療法與運動療法。

工作或生活壓力太大，也會導致糖尿病惡化，這方面必須小心。

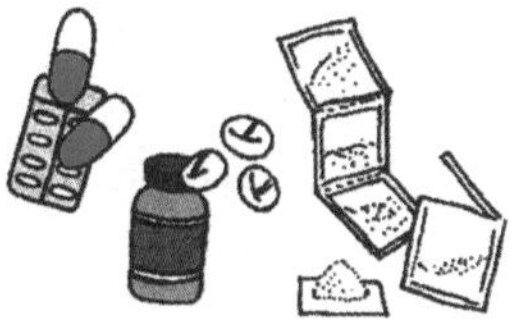

Q 我已經治療糖尿病兩個月了，覺得很困擾，不知道糖尿病治療要持續多久。我曾聽說一旦罹患糖尿病，一輩子都不可能痊癒，這是真的嗎？

A 就2型糖尿病而言，經過服藥，等到血糖值恢復正常，而且沒有出現併發症，就可停止服藥。

不過，不必服藥並不代表治療結束或糖尿病已經痊癒。

因此，患者仍必須定期就醫，接受各種檢查，確認自己是否正確且有效地持續控制血糖。

糖尿病容易受生活習慣影響，患者一不小心就可能前功盡棄，在非常短的時間內恢復高血糖狀態。

所以，經診斷出罹患糖尿病的人，必須建立基本觀念，就是「糖尿病雖然沒辦法完全根治，但其實可以控制」。患者本身更應有心理準備，就是得一輩子注意糖尿病的問題。

Q 健康檢查時診斷出罹患糖尿病，醫師說糖尿病無法痊癒，讓我非常震驚。我完全不知道該怎麼辦！

A 罹患糖尿病，其實不必驚慌失措。雖然糖尿病置之不理會致命，但只要謹慎處理，其實可以有效控制。

首先，請仔細聆聽並了解醫師的說明，詢問並確定已經完全了解醫師所告知的內容。

然後，不妨購買書籍或者上網閱讀，建立糖尿病的正確基礎知識。患者有基本認知，對於疾病治療影響很大，若能清楚了解治療的內容與方法，患者會更有自信、更有耐心地持續接受治療。

網路上有許多糖尿病患者治療的經驗談，其中相信有不少值得參考的資訊。

Q 三年前經診斷出罹患糖尿病，我的體型屬於矮胖型，醫師建議實施減肥。

不過，我覺得身體狀況還好，應該不必減肥吧？

A 減肥還是需要，矮胖的人可能會認爲自己又不是很胖，應該不必減肥，但事實上，治療糖尿病必須配合飲食適度減量。

超過標準體重的人很難有效控制血糖，而且，肥胖不只造成糖尿病，還容易引起高血壓、心臟疾病以及糖尿病等併發症，不容忽視。

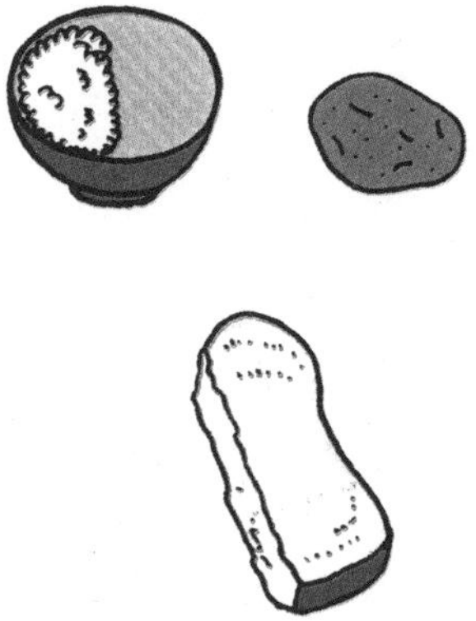

Q 糖尿病患者是否只要按部就班實施飲食療法，即使不太運動也沒關係？

A 許多糖尿病患者有這種觀念，認爲運動療法消耗的卡路里不多，只要實施正確的飲食療法就可改善糖尿病病情。

然而，運動療法主要目的其實不是消耗卡路里，而是藉由運動改善體質，讓身體能有效率地消耗體內熱量，達到減肥和提高胰島素感受性的目的。

另外，建立定期運動的習慣不只有益健康，對於減輕身心壓力也很有幫助。

Q 運動療法的醫學書籍，介紹各種運動方法。我的問題是，若要消耗更多熱量，是不是激烈的運動效果更好？

A 根據醫學研究報告，不論激烈或緩和的運動，對於糖尿病患者的胰島素感受性高低並沒有太大影響。

不過，激烈運動容易造成患

者低血糖與各種身體障礙，相當危險。

做事認真的人容易一不小心就過度激烈運動，所以，實施運動療法的糖尿病患者必須小心謹慎，避免過度激烈。運動療法基本原則就是輕鬆且持之以恆。

Q 聽說糖尿病患者一定要實施運動療法與飲食療法，其中，運動是否應每天進行？

A 基本上，運動療法每週至少進行三到四天。

當然，能每天運動最好，養成習慣，身體就會出現更好的節奏，達到活化效果。

必須注意的是，運動不可勉強，刮風下雨時不妨休息或改做輕鬆的室內運動。

有效的運動療法必須保持心情輕鬆且持之有恆，這樣才能改善糖尿病。

Q 我目前四十五歲，經診斷出罹患糖尿病已經兩年。從事電腦工作，幾乎整天坐在辦公桌前，完全沒有時間運動。是否可以介紹一些可在室內進行的運動？

A 室內運動最常見的是利用跑步機運動。

糖尿病患者也可在家裡用寶特瓶裝水，做類似舉啞鈴的運動。

不過，舉啞鈴運動不可過度激烈，必須保持呼吸順暢，否則可能反而對身體造成危害。

更精確地講，過度用力或過度激烈的運動，容易使身體缺氧，這類無氧運動就不是良好而有效的運動療法。

另外，即使室內運動，也必須確實做好暖身與收操。沒有熱身就運動以及運動完馬上坐下來休息，也是相當危險的。

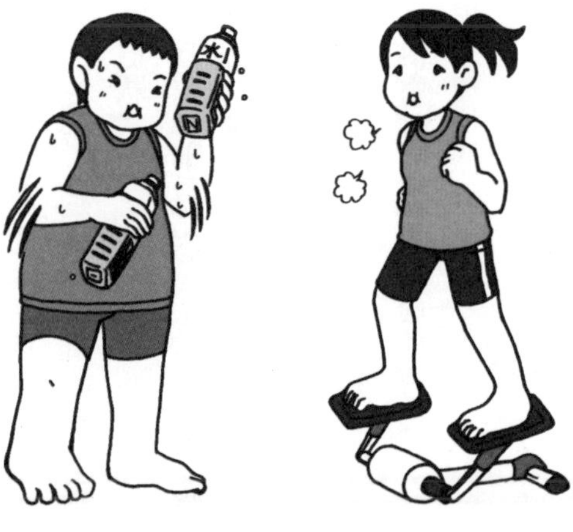

Q 我罹患糖尿病，並且出現視網膜併發症。聽說出現併發症的糖尿病患者必須停止運動療法，真的是這樣嗎？

A 沒有這回事。當然，過度激烈的運動容易造成血壓與心跳急速上升，有視網膜病變的患者可能出現眼底出血等狀況，腎病變患者狀況也會惡化。不過，若併發症只是初期階段，在醫師指導下進行運動療法應該沒有問題。當然，患者最好避免像過去還沒有併發症時那樣激烈運動。

Q 六十四歲時被診斷出罹患糖尿病，之後持續實施運動與飲食療法，至今已經五年。聽說高齡糖尿病患者不會出現併發症，是真的嗎？

A 沒有這種事。確實，糖尿病患者出現慢性併發症，多半是長期沒有治療所致。高齡糖尿病患者出現併發症的機率還是很高，仍得小心注意。

現代社會民眾壽命愈來愈長，高齡患者出現併發症的危險性只會增加，不會減少。爲了追求健康，患者必須確實治療。

另外，糖尿病容易導致昏迷等急性併發症，非常危險，而且愈高齡的患者愈可能出現這方面的問題，必須特別小心。

Q 家母即將六十八歲，年輕時就有高血壓的問題，最近則是動不動就喊口渴、想喝水，我擔心她是否罹患糖尿病。不過，除此之外，她倒沒有其他糖尿病的症狀。

聽說高齡者比較不會出現糖尿病徵兆，如果是這樣，該如何面對？

A 糖尿病初期階段，基本上自覺症狀都不會很明顯，很多人其實都是做了健康檢查後才發現這種疾病。

高齡者可能會認爲口渴、常跑廁所以及容易疲倦乃是理所當然的事，就更不會聯想到自己是否可能罹患糖尿病。

更大的問題是，老年人不喜歡就醫，接受健康檢查的機會變少，更容易錯過早期糖尿病診斷的機會。因此，高齡者定期接受健康檢查非常重要。

Q 家父是糖尿病患者，現在因為青光眼幾乎失明。他經營榻榻米店，必須親手縫製榻榻米，但現在幾乎已經沒辦法工作。可能也是因為這個緣故，他看起來很焦慮，請問我們該怎麼辦？

A 首先，請積極進行青光眼治療，讓視力稍微回復是非常重要的事。

視力降低、行動範圍受到侷限，患者也就更不喜歡運動。在此必須提醒的是，即使行動不便，還是得保持運動的習慣，藉由輕鬆的運動讓自己身心更愉快，製造可讓自己多運動的環境。

令尊沒辦法像過去那樣投入工作，確實可能讓他承受相當大的心理壓力，而且旁人不容易了解患者痛苦的原因，因此，家人必須給予更多理解與支持，才能協助高齡患者克服困境。

Q 祖父是糖尿病患者，但他仍喜歡喝酒，雖然家人一再勸阻，卻還是無法戒酒。我們很擔心他會不會出現併發症，是不是已產生高齡糖尿病患者特有的併發症？

A 糖尿病有可能出現併發症，而老年人體力衰弱、身體器官機能退化，將更難以治療。

另外，最近特別受矚目的是糖尿病是否與認知障礙和憂鬱症有關。雖然這方面還沒有明確的醫學證據，但一般認為，糖尿病患者出現認知障礙與憂鬱症的機率較高。

糖尿病患者若能早期發現、早期治療，確實是相當程度可以控制的疾病。因此，不只患者本人，家屬與親友也應多注意患者的情況。

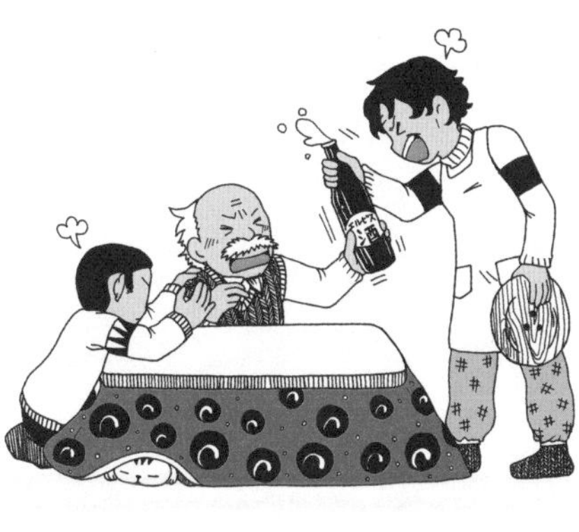

9

糖尿病的併發症

許多糖尿病患者沒有進行飲食療法、運動療法與藥物療法，對於高血糖狀況置之不理，如此一來，糖尿病就可能惡化而引發可怕的併發症。

可怕的併發症

糖尿病真正可怕的是出現併發症，而且併發症可能出現在全身各部位。因此，最好在出現併發症之前，妥善處理糖尿病問題，積極治療。

深入了解併發症

以2型糖尿病而言，幾乎一開始都沒有自覺症狀，因此，許多患者即使已經診斷罹患這種疾病，還是覺得不治療沒關係。但事實上，糖尿病若不妥善治療，可能不久就會出現嚴重、甚至會致死的併發症。糖尿病之所以可怕，原因就在這裡。

診斷出罹患糖尿病的人以及血糖值較高的人，務必建立糖尿病併發症的相關知識。

糖尿病不積極治療所可能引發的併發症及大致過程

（血糖控制狀況惡化時）

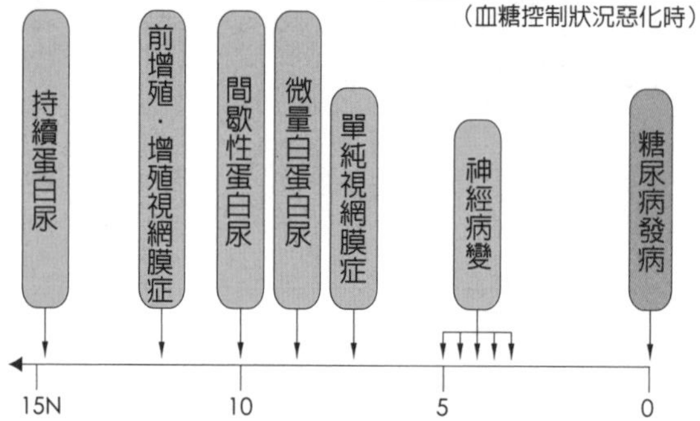

糖尿病患者若沒有治療，容易出現神經病變，經過二到五年可能造成視網膜病變，然後出現蛋白尿。

小知識

微量白蛋白尿

這是尿液摻雜少量白蛋白（肝臟所製造的蛋白質之一）的狀況。糖尿病出現腎病變這種併發症，患者的尿液會混雜蛋白質，稱為「蛋白尿」。若在此之前，也就是「早期腎病變」階段進行微量白蛋白尿檢查，也許可以提早發現腎病變。

發現有微量白蛋白尿，若能立刻進行嚴格的血糖控制，就能防止腎臟病變惡化。

糖尿病造成的各種併發症

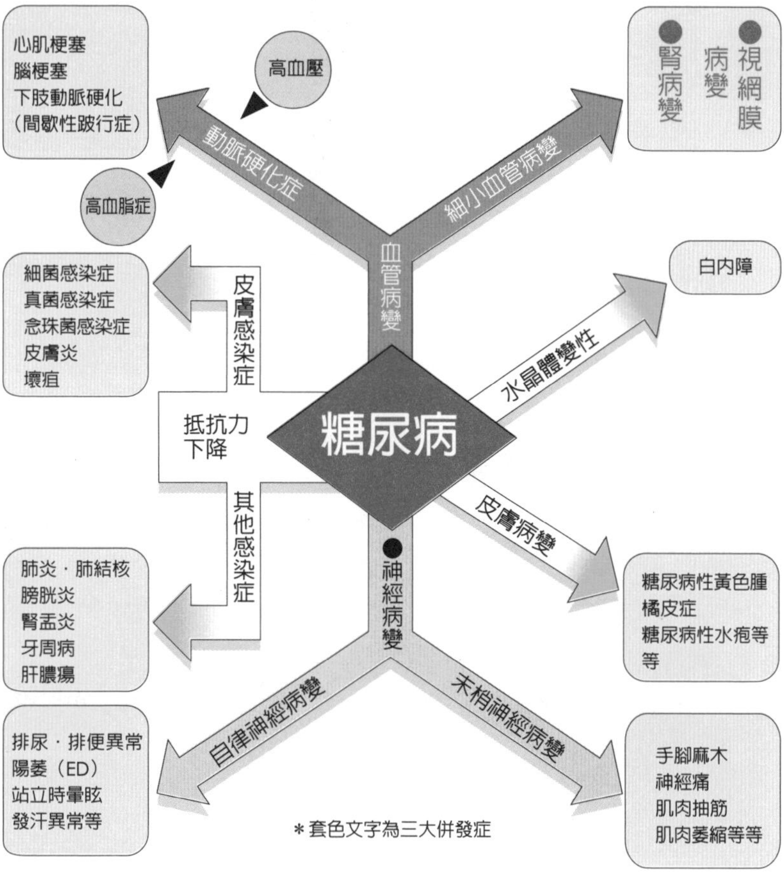

＊套色文字為三大併發症

小知識

糖尿病性眼部併發症

這是糖尿病所導致的眼球併發症，其中最常見的是視網膜病變。除此之外，水晶體變得渾濁的白內障，以及角膜症（角膜疾病）、血管新生青光眼等，也都是糖尿病併發症。

眼底出血

是眼底視網膜出血的狀況。糖尿病患者若有視網膜併發症，容易產生這種出血。眼底出血，出血部位視覺清晰度就會大受影響。

急性併發症與慢性併發症

糖尿病併發症主要有兩種，一種是胰島素絕對不足，導致血糖值異常上升、激烈代謝異常的急性併發症；另一種是慢性高血糖所造成的慢性併發症。

急性併發症（酮酸中毒、糖尿病性昏迷）

這是胰島素不足造成的昏迷，也是糖尿病最具代表性的急性併發症。

1型糖尿病患者若完全中止胰島素注射或減量，可能出現這種狀況。

2型糖尿病患者若罹患肺炎等嚴重感染，此時胰島素會失去效用、血糖值急速上升，可能陷入昏迷狀態。

慢性併發症（三大併發症）

糖尿病有三大併發症，分別是：

- 糖尿病性視網膜病變。
- 糖尿病性腎病變。
- 糖尿病性神經病變。

除此之外，糖尿病也可能誘發心肌梗塞、腦梗塞、狹心症、感染症和壞疽等問題。

糖尿病導致的三大併發症

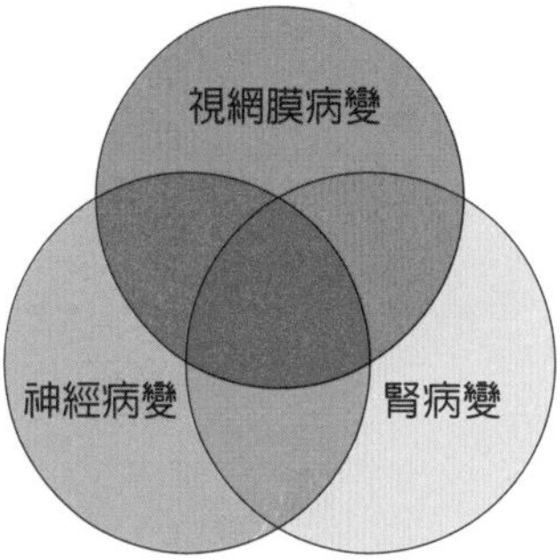

小知識

外眼肌肉麻痺

神經病變使負責運動眼部肌肉的神經功能產生障礙，於是患者眼中所看到物品出現重影。

顏面神經麻痺

症狀是嘴巴歪斜，臉部無法做出表情。患者喝飲料時，液體會從嘴角流出來，洗臉則是洗面乳跑進眼睛。另外也可能出現兩側性與單側性麻痺，兩者初期處理方法不同，必須注意。

小知識

肌肉萎縮

肌肉萎縮之後，肌肉力量會減弱，容易出現在腰部與大腿部，一般認為是糖尿病性神經病變所致。

糖尿病併發症

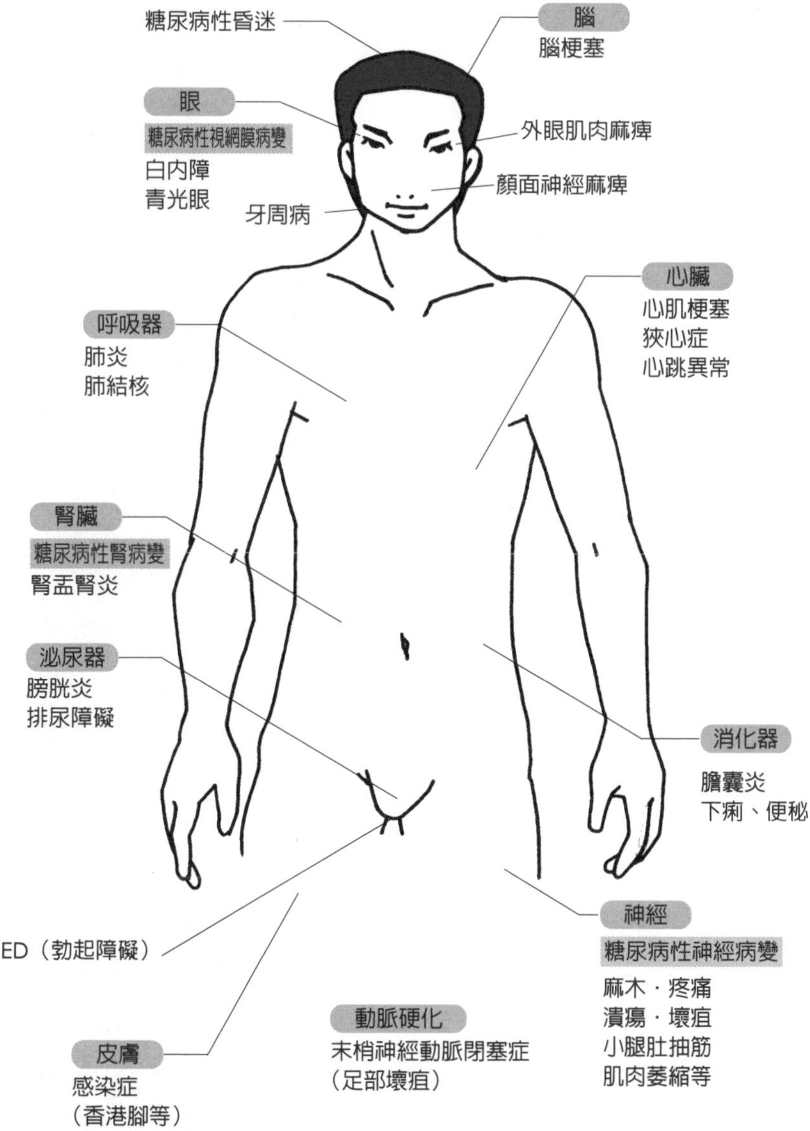
糖尿病性昏迷
腦
腦梗塞
眼
糖尿病性視網膜病變
白內障
青光眼
外眼肌肉麻痺
顏面神經麻痺
牙周病
心臟
心肌梗塞
狹心症
心跳異常
呼吸器
肺炎
肺結核
腎臟
糖尿病性腎病變
腎盂腎炎
泌尿器
膀胱炎
排尿障礙
消化器
膽囊炎
下痢、便秘
神經
糖尿病性神經病變
麻木・疼痛
潰瘍・壞疽
小腿肚抽筋
肌肉萎縮等
ED（勃起障礙）
動脈硬化
末梢神經動脈閉塞症
（足部壞疽）
皮膚
感染症
（香港腳等）

▒為三大合併症

糖尿病性視網膜病變

糖尿病導致的眼部併發症中，最嚴重的是糖尿病性視網膜病變，可說是中途失明患者的最大元兇。

什麼是糖尿病性視網膜病變？

網膜位於眼球裡側，由感光細胞等構成，通過瞳孔的光，經由水晶體與玻璃體到達網膜，必須利用網膜抓住光，人體才能看到物體。

若比喻成相機，水晶體就像鏡頭，網膜則相當於底片。

視網膜密布著用來補給營養素與氧氣的微血管等細小血管。若高血糖狀態長期持續，血糖沒有得到適當控制，網膜血管就會慢慢充滿高血糖的血液，導致網膜血管逐漸變脆，部分血管出現「微血管瘤」這種小小瘤狀物。

最後的結果是血液停止流動，血液成分從血管跑出來，造成糖尿病性視網膜病變的初期病變。

若症狀繼續惡化，微血管等血管因爲血栓而阻塞，血液就會完全停止流動，網膜因此陷入氧氣不足與營養不足的狀態。

網膜內密布的血管爲了輸送血液，就會產生新的血管（新生血管），

小知識

高血脂症

血液內部脂質超過必要量的異常狀態。血中脂質過量的狀態持續，患者可能會罹患狹心症和心肌梗塞等心臟病，相當危險。

高血脂症又稱為「寧靜殺手」(Silent Disease)，患者本人幾乎沒有任何自覺症狀。

血中脂質包含膽固醇、磷脂質、中性脂肪、游離脂肪酸等，這些脂質過量都會導致不同類型的高血脂症。

這些血管不只出現在網膜，甚至會延伸到玻璃體。這類新生血管多半非常脆弱，動不動就會破裂。

玻璃體內部血管破裂，會造成玻璃體渾濁，無法把光的訊息精確傳遞到網膜。若網膜出現出血狀況，也會造成和玻璃體一樣無法抓住光訊息的問題，有時甚至出現視網膜剝離，這些症狀都會讓患者視力急速減弱甚至失明。

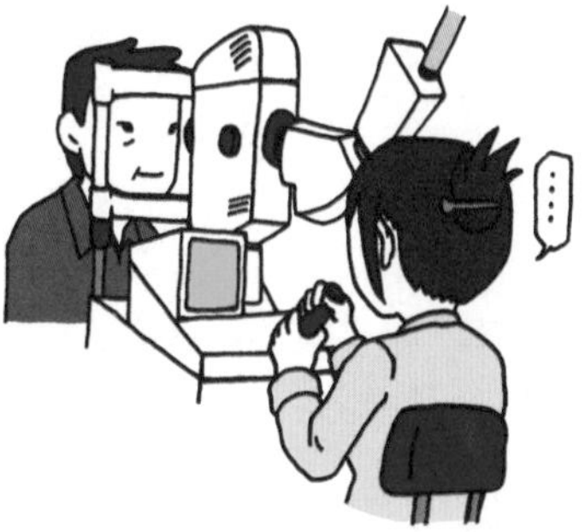

糖尿病性視網膜症的進行

階段		眼底的症狀	自覺症狀	治療方法
①	單純網膜病變	• 網膜內部微血管變脆，產生「點狀出血」這種細小滲出的出血。 • 血管產生流狀物，或者形成白斑。	無	• 控制血糖 • 眼底檢查
②	前增殖網膜病變	• 血管阻塞，出血斑愈來愈多，或者網膜上面形成白色斑點。 • 網膜積水，或者黃斑部等地方產生腫脹。	幾乎沒有	• 控制血糖 • 眼底檢查 • 雷射光凝固術
③	增殖網膜病變	• 血管阻塞，導致形成「新生血管」。 • 玻璃體產生新生血管，血管破裂造成玻璃體出血。 • 血管破裂後，新的組織增殖，使網膜被往外拉扯，造成網膜從眼球壁脫落的「視網膜剝離」現象。	• 視力變差 • 飛蚊症	• 控制血糖 • 眼底檢查 • 雷射光凝固術 • 玻璃體手術

病期

糖尿病性視網膜病變，根據不同狀態，可分爲下列三個階段。

●單純網膜病變

微血管等血管出現血栓，造成局部微小出血或血管內部滲出蛋白質與脂質沉著，形成名爲「硬性白斑」的白色斑點。到此階段，患者本人幾乎不會有自覺症狀。

●前增殖網膜病變

網膜異常繼續惡化，可能連與玻璃體連接的表層部位也會出現病變。新生血管已經準備產生，有時也會開始出現高度靜脈變形。

●增殖網膜病變

新生血管與增殖的組織進入玻璃體之後逐漸擴大。新生血管破裂後會

眼睛的構造與網膜病變

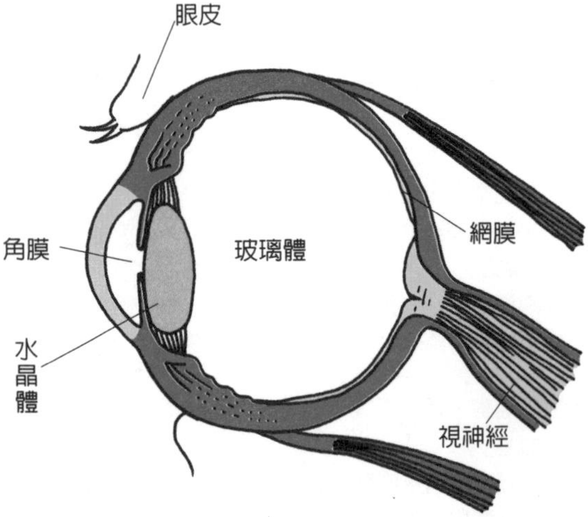

眼球常被比喻為照相機。角膜的功能是讓光進入眼球內部，具有類似照相機鏡頭、讓光線曲折的功能。網膜相當於照相機底片，進入眼睛的光在網膜上面完成對焦之後，網膜就會感受到顏色、亮度或明暗等訊息。所以，網膜出現發炎的症狀，眼睛就無法完成對焦，於是所看到的東西不是模糊，就是重影或暗淡。

出現嚴重的視力障礙，容易造成視網膜剝離。這些狀況嚴重時都可能造成失明。

糖尿病性視網膜病變的檢查

要檢查是否有視網膜病變，必須進行眼底檢查。

眼底檢查的做法是，將眼睛相關部位的血管狀態放大，觀察症狀嚴重程度。這種檢查方法不只運用在網膜病變方面，臨床上也常用來診斷動脈硬化症與高血壓等疾病。

不論1型糖尿病還是2型糖尿病，一旦診斷罹患糖尿病，就必須立刻接受眼底檢查；即使沒有異常，也應與醫師商量，定期接受眼底檢查。

要防範視網膜病變這類併發症，最好的方法就是一面進行嚴格的血糖值自我管理，一面定期實施眼底檢查。

糖尿病性視網膜病變的發症機率（日本厚生省糖尿病調查班1999年）

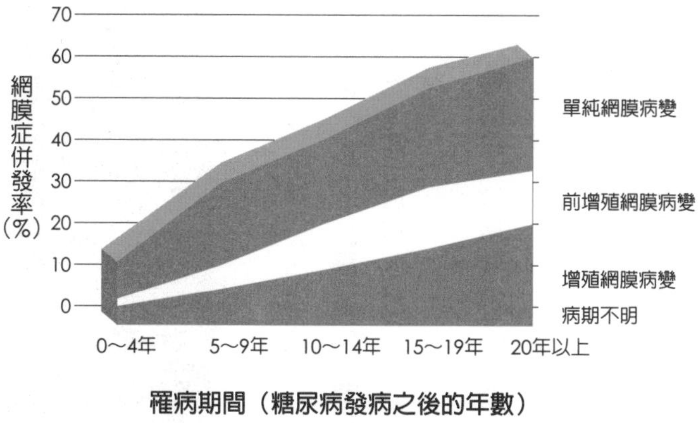

小知識

高中性脂肪血症

這是高血脂症常見類型之一，主要是中性脂肪過高狀態，常見於糖尿病患者。

糖尿病併發高血脂症後，可能進一步導致動脈硬化等併發症，必須積極進行維持血液內部脂質正常化的管理。

脂肪肝

肥胖或過度攝取酒精，造成肝臟大量累積脂肪，形成類似鵝肝的狀態。於是，肝臟代謝與解毒機能減弱，進一步可能造成肝硬化。

糖尿病性腎病變

血糖控制狀況惡化之後，糖尿病會更嚴重，甚至可能造成腎臟功能病變。一般而言，糖尿病發病超過十年，就很容易產生糖尿病性腎病變。

什麼是糖尿病性腎病變？

糖尿病惡化後，容易造成腎臟功能病變，出現蛋白尿與尿毒症等症狀，稱爲糖尿病性腎病變。

腎臟主要機能是過濾血液內部的老舊廢物，讓這些廢物隨尿液排出體外，維持血液乾淨的狀態。

腎臟由許多稱爲「絲球體」的微小血管集團與腎臟近曲小管這種小管子構成。

長期高血糖的人，絲球體內壓力一升高，就容易產生絲球體硬化症。

症狀繼續惡化，可能嚴重減弱腎臟的過濾機能，甚至幾乎無法發揮機能。

這種狀態稱爲「腎功能不全」，進一步可能造成身體所需蛋白質被尿液排出體外、身體浮腫的腎硬變（腎病）症候群，以及廢物累積體內造成倦怠感等症狀的尿毒症等問題。

尿毒症嚴重時可能致命，最好在疾病惡化之前進行適度治療。

小知識

多發性神經病變

這是一種糖尿病性神經病變，主要原因是末梢神經幾乎左右對稱地從末端開始產生病變。其症狀是兩腳腳尖疼痛、冷感，或者腳底有種如薄紙拉開的鈍麻感，然後從腳尖到膝蓋，從手指指尖到手肘，鈍麻感逐漸往身體中心部位擴散。

之所以出現這種現象，一般認為主要是神經細胞內部過度蓄積山梨糖醇這種物質所致。

糖尿病性腎病變的機制

高血糖狀態長期持續，絲球體的微血管就會變硬、變窄，絲球體作用能力變差，結果連蛋白質這樣大的粒子也通過，因而形成蛋白尿。

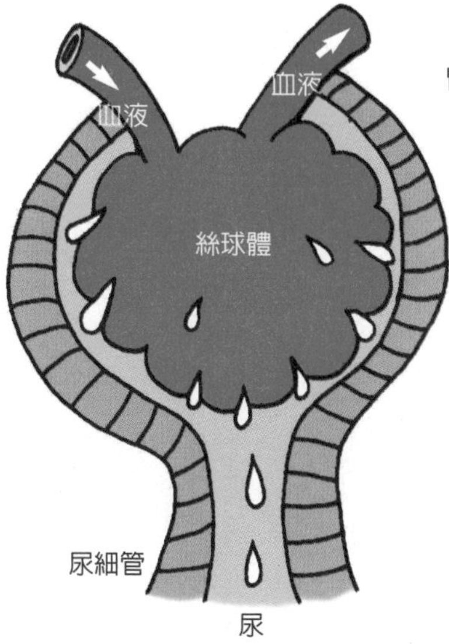

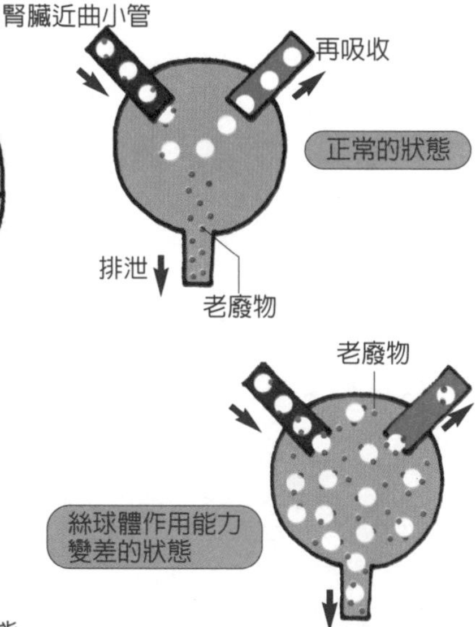

絲球體過濾功能不佳，老舊廢物殘留血中。

高血糖持續之後，腎臟的絲球體組織功能減弱，同時微血管硬化，使血管內腔變窄，導致蛋白質這類大粒子物質也可通過微血管進入尿液形成蛋白尿。嚴重時會變成無法排尿，老舊廢物累積體内而形成尿毒症。

小知識

單一性神經病變

糖尿病神經病變，也就是只有部分神經病變。原因是，負責供給血液給神經的血管阻塞，血液無法被送進神經細胞。

其症狀是顏面神經出現麻痺，臉部肌肉無法動彈，連眼皮都無法順利開閉，左右眼球動作無法一致，看到的物品都出現兩個影子，同時嘴唇歪斜，講話變得不清楚。

病期

糖尿病性腎病變隨症狀惡化，可分爲五個階段。

①腎病變前期

健康檢查看不出來，患者也沒有自覺症狀，無法確認自己是否已經罹患糖尿病性腎病變。

不過，有糖尿病病史的人，應遵照醫師指示，定期進行尿液檢查，了解腎臟是否正常。

②早期腎病變期

這個階段，尿中會出現名爲「微量白蛋白」的蛋白質，常見的併發症是視網膜病變、神經病變與高血壓等。患者必須進行嚴格的血糖控制以及降血壓療法。

③顯性腎病變期

尿液常出現蛋白質的階段，又可分爲前期與後期。

前期基本上可靠嚴格的血糖控制、進行降血壓療法以及限制蛋白質食品，達到控制效果，患者還是可以過正常生活。

不過，到了後期就必須禁止過度激烈的運動與勞動，患者工作與日常生活因此受到限制。

④腎功能不全期

血液檢查可以發現肌酸酐與尿素氮值異常的階段。到了這個階段，患者就會產生明顯的倦怠感、浮腫與尿液減少等症狀，必須控制蛋白質、鹽分與水分的攝取。若症狀無法改善，就得進行人工透析（洗腎）。

小知識

尿毒症

這是腎臟疾病導致腎臟機能明顯減弱，無法過濾血液內部老舊廢物並加以排出體外，有害物質累積體內所造成的症狀。糖尿病惡化造成腎臟病變，容易出現這種疾病。

其症狀是患者常有噁心、嘔吐、下痢、食慾不振、全身倦怠感、疲勞、身體浮腫、貧血、肌肉痙攣、麻木、呼吸困難、意識障礙（意識不清楚）和昏迷等狀況。繼續惡化可能致命，因此必須儘早接受透析療法。

⑤透析療法期

除了移植腎臟之外，只能用人工透析的方式進行治療的階段。到了這個階段，患者多半會產生其他併發症，生命經常陷入危機。

糖尿病性腎病變的檢查

糖尿病性腎病變可藉由尿液檢查診斷出來。

最近又有一種測定微量白蛋白這種特殊蛋白質的方法，可以早期發現糖尿病性腎病變，相當有效。

和其他糖尿病併發症一樣，糖尿病性腎病變惡化後就很難治療。因此，診斷出罹患糖尿病的人，必須遵照醫師指示進行治療，並且定期接受尿液檢查。

糖尿病性腎病變的惡化過程與生活指導

病期		生活狀況	勤務	治療要點
第1期 腎病變前期		過普通生活	普通勤務	• 血糖控制
第2期 早期腎病變期		過普通生活	普通勤務	• 嚴格控制血糖 • 降壓治療
第3期	顯性腎病變前期	過普通生活	普通勤務	• 嚴格控制血糖 • 降壓治療
第3期	顯性腎病變後期	輕度限制 （避免疲勞）	輕度限制 （普通勤務～坐辦公桌的工作）	• 血糖控制 • 降壓治療 • 限制蛋白質食物
第4期 腎功能不全期		適度限制	輕勤務～限制勤務 （避免過度勞動、疲勞、熬夜、加班）	• 血糖控制 • 降壓治療．低蛋白質食物 • 實施透析療法
第5期 透析療法期		輕度限制 （儘量避免疲勞）	原則上應從事較輕的勤務 （勤務過重、加班時應有所限制）	• 控制血糖 • 降壓治療 • 透析療法、腎臟移植

（參照日本學會編《糖尿病治療手冊2002-2003》文光堂出版）

人工透析

糖尿病性腎病變惡化若造成腎功能不全，就有必要進行人工透析。人工透析大體上有血液透析與CAPD（腹膜透析）兩種。

血液透析是利用血液透析機定期清洗血液，通常每週進行二到三次，每次需三到五小時。對於患者而言，這確實是相當大的負擔。

CAPD主要利用患者體內腹膜進行透析，因此不必前往醫院，在家進行即可。其做法是，動手術將導管埋入腹部，從導管注入透析液，利用腹膜作爲過濾器，進行透析。

根據日本有關單位調查，一九九〇年日本糖尿病性腎病變接受人工透析的患者，高達四千三百二十六人，二〇〇〇年暴增到一萬一千六百八十五人，十年之間增加二・七倍之多。

此外，目前除了慢性腎絲球腎炎這種腎臟病，造成腎功能不全必須接受人工透析的患者之外，有更多患者是因爲糖尿病性腎病變必須接受人工透析，占人工透析患者三十六・六%。

腎臟移植

腎功能不全的患者實施腎臟移植的病例，日本一年高達七百到八百個。不過，其中糖尿病性腎病變患者所占的比例還不高。

人體腎臟有兩個，患者可接受近親捐贈腎臟，進行移植。

小知識

拉格那梗塞（小孔腦梗塞）

這是腦梗塞的一種，常見於糖尿病患者。主要是拉格那這種細小腦血管阻塞所致。

腦梗塞是由於腦部血管阻塞，血液無法流入腦細胞，導致細胞壞死。

拉格那梗塞的梗塞區（腦內數公厘程度溶化的狀態）相對而言較小，症狀也很輕微，多半可以自動痊癒。

不過，有時患者會出現肌肉麻痺、四肢麻木、語言障礙和複視等症狀，不可因為情況不嚴重就加以忽視。

拉格那梗塞惡化、多發可能造成認知機能降低和痴呆等狀況，患者吞嚥機能降低之後，容易嗆到或吃東西梗住喉嚨。

糖尿病性腎病變者飲食注意事項

●最重要的是不可過度攝取蛋白質。體內多餘蛋白質容易成為尿素等老舊廢物，必須由腎臟過濾、排出體外。老舊廢物愈多，腎臟負擔愈大，腎病變就更容易惡化。
●不妨參考糖尿病性腎病變食物代換表，大概了解食物所含蛋白質的量，以及哪種食物蛋白質含量較多或較少，這部分都必須事先仔細確認。
●肉類、鮪魚等動物性蛋白質容易增加腎臟內部血流量，造成腎臟負擔，應儘量避免食用。不妨選擇大豆製品等植物性蛋白質，避免必需氨基酸攝取不足。

病期		每日總攝取量			
		總熱量（大卡/kg/日）	蛋白質量（g/kg/日）	鹽分（g/日）	鉀（g/日）
腎病變前期		糖尿病飲食療法的熱量攝取量	避免過度攝取	避免過度攝取	沒有限制
早期腎病變		25～30	1.0～1.2	血壓過高時必須限制	沒有限制
顯性腎病變	前期	25～30	0.8～1.0	7～8	沒有限制
	後期	30～35	0.8～1.0	7～8	必須稍微進行限制
腎功能不全期		30～35	0.6～0.8	5～7	1.5
透析療法期		進行人工透析時的飲食療法			

• 總熱量的單位為體重（非實際體重，而是標準體重）每1kg的大卡，蛋白質單位為標準體重1kg的g數，鹽分和鉀的單位為g數。
• 若患者另有身體浮腫問題，必須控制水分的攝取量。

（札幌厚生醫院循環器科作成資料）

糖尿病性神經病變

糖尿病三大併發症中，最早出現、頻率最高的是糖尿病性神經病變，主要是傳遞感覺的知覺神經以及控制內臟動作的自律神經病變所致。

什麼是糖尿病性神經病變？

糖尿病三大併發症中，最早出現症狀的多半是糖尿病性神經病變。

糖尿病性神經病變的發病機制有各種不同說法，目前尚未形成定論。

其中最有力的看法是，代謝病變說與血管病變說。

代謝病變說主要是認爲高血糖造成代謝異常，神經組織內部的葡萄糖代謝物山梨糖醇過度累積，於是造成神經病變。高血糖患者較早出現的末梢神經病變，一般認爲主要原因是體內山梨糖醇妨礙神經細胞正常活動。

血管病變說則是微血管等細小血管累積過多的代謝物，使血管變窄、血流不順。細小血管具有輸送氧氣與營養物質給神經的功能，這項功能受到阻礙，患者就會出現神經病變。

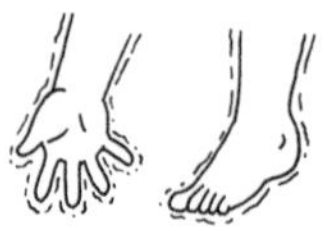

小知識

末梢神經病變

末梢神經主要包含可感受疼痛與溫度的感覺神經，以及促使手腳運動的運動神經兩種。糖尿病患者持續高血糖狀態時，感覺神經會首先出現病變。

症狀主要是手腳指尖左右對稱地麻痺，產生蟲在上面爬的肢體異常感。惡化之後連運動神經也可能發生病變，出現肌肉無力狀況。

運動神經出現病變，有時會造成顏面神經麻痺等狀況。

症狀

糖尿病性神經病變症狀有許多種，主要特徵是兩側性症狀。

知覺（末梢）神經病變的症狀是：

- 手指與腳指指尖出現刺痛感。
- 手腳麻痺或疼痛。
- 手腳變冷或發熱。

出現這些病變後，若症狀繼續惡化，可能連運動神經也會發生病變，漸漸地手腳會失去感覺。此時，患者容易一不小心就受傷，罹患感染症與壞疽。

另一方面，自律神經病變容易出現以下症狀：

- 異常發汗。
- 站立時暈眩。
- 排尿困難。
- 小腿肚抽筋。
- 膀胱病變（排尿障礙）。
- 反覆下痢與便秘。

自律神經的主要機能是控制心臟、胃、腸、肺和膀胱等內臟，以及汗腺、內分泌腺等腺體和血管等。人體要正常發揮機能，必須靠自律神經控制身體器官與組織，而且不受患者主觀意識影響。因此，自律神經異常可能造成許多不同的症狀。

在此介紹的是最常見的症狀。若病情更加嚴重，可能出現低血糖患者卻還是沒有心悸和發汗等症狀；即使出現心肌梗塞，也感受不到疼痛。當然，這是非常危險的狀況，必須小心注意。

小知識

糖尿病性神經病變注意要點

經診斷出罹患糖尿病性神經病變的患者，首先必須保持良好的血糖控制狀態。若能提早有效控制血糖，就可防止糖尿病性神經病變惡化，改善症狀。

此外，患者洗澡時應仔細觀察手腳是否有外傷與香港腳等問題。生活習慣方面，應注意清洗足部，保持清潔。為了避免磨破腳皮，應選擇合腳的鞋子。

出現初期症狀時，最好經常按摩手腳，刺激血液循環，對於改善症狀會有不錯的效果。

神經病變的症狀

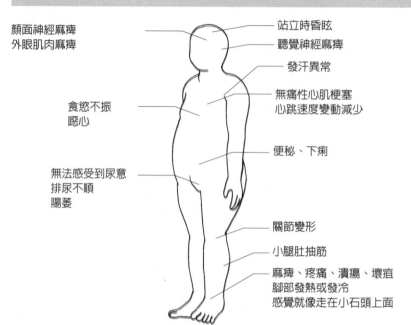

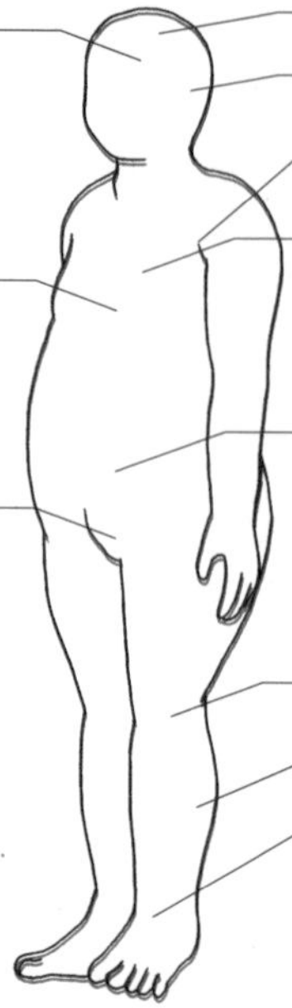

分　類	分　類
多發性神經病變 （感覺、運動神經病變）	麻木 冷感 神經痛 感覺麻痺 小腿肚抽筋等
自律神經病變	發汗異常 站立時昏眩 便秘、下痢 膽囊收縮能力下降 無法感受到尿液 陽萎（ED）等
單一性神經病變 （細小血管阻塞，血液無法進入神經中）	顏面神經麻痺 外眼肌肉麻痺 聽覺神經麻痺 四肢神經病變等

其他主要併發症

糖尿病惡化後，患者全身會出現各種併發症。至少會有異常感覺，千萬不可置之不理，應立刻就醫接受正確的治療。

高血壓

高血壓狀態長期持續時，容易造成臟器血管變脆，以及動脈硬化的問題。

若要改善高血壓，患者必須觀察並反省是否有生活習慣和生活模式不當的問題，然後加以改正。

首先必須控制飲食，每日鹽分攝取量不可超過七公克，並且避免飲酒，減少膽固醇與飽和脂肪酸的攝取量。

此外，患者應避免工作或生活壓力過大，並且實施戒菸，進行有助於減肥的有氧運動。

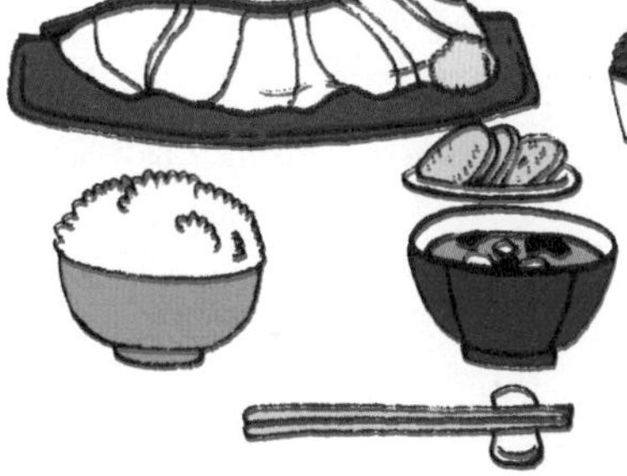

小知識

血壓

所謂血壓，就是血流過程中對血管造成的壓力。

換言之，心臟搏動而將血液送出，血液進入動脈就會對動脈造成壓力。

血壓值一般而言會和心臟的搏動運動。心臟收縮時的血壓值稱為收縮壓，心臟舒張時的血壓值稱為舒張壓。

血壓值一般用水銀汞柱的高度（mmHg）表示。

動脈硬化

常有肥胖問題的2型糖尿病患者，因爲體質的關係，使胰島素不易發揮作用，因而出現胰島素抗性。

在此情況下，爲了保持正常血糖值，身體會分泌更多胰島素。胰島素除了能降低血糖，還會刺激體內合成脂肪，因此容易造成動脈硬化。也因此，2型糖尿病患者特別容易出現動脈硬化的併發症。

另外，高血糖容易造成血液內部氧化物質增加，膽固醇等脂質更容易氧化，氧化的脂質則比正常脂質更容易造成動脈硬化。

動脈硬化的種類與症狀

種　類	症　狀
腦動脈硬化	初期症狀主要是昏眩、站起來就頭昏眼花、耳鳴等。 惡化後有些患者會變得易怒、表情嚴厲。 繼續惡化則有時會出現一過性腦缺血發作、腦梗塞、腦出血、腦血管性痴呆等問題。
冠狀動脈硬化	冠狀動脈硬化後，心臟肌肉無法獲得足夠的氧氣與營養，心臟功能就會減弱。 冠狀動脈硬化也可能誘發心臟衰竭與心律不整，進一步則造成狹心症與心肌梗塞等問題。
腎動脈硬化	腎臟動脈硬化後，腎臟功能會降低或出現障礙，進一步則可能造成腎功能不全與尿毒症。
下肢動脈硬化	大腿等下肢動脈硬化後，下肢血流不順，患者步行時會有腳踝或腳尖疼痛等這類閉塞性動脈硬化症的問題。惡化後，腳尖可能出現壞疽。
眼底動脈硬化	眼底動脈硬化會造成血流障礙，使得眼底出血或者視野部分欠缺，甚至看不見，導致患者的日常生活非常不便。

壞疽

糖尿病導致神經病變這種併發症時，患者的末梢神經感覺麻痺，就可能出現無法感覺到小傷口的狀況。

若置之不理而讓細菌侵入傷口，可能造成壞疽。這部分問題多半出現在足部。

此外，糖尿病動脈硬化病變時，腳尖等部位無法得到足夠的氧氣，患者步行時會有疼痛感，可能演變成爲壞疽。

腳部疼痛會讓糖尿病患者實施運動療法時相當不便，運動療法效果不佳則會惡性循環，造成糖尿病惡化。

防止壞疽產生的腳部保健措施

●養成穿襪子的習慣

為了防範腳部受傷或者穿鞋子磨破皮，不妨養成即使夏天也穿襪子的習慣。

襪子最好選擇透氣性較好的棉或羊毛材質。

此外，襪子不要太緊，而且為了使流血時能很快發現，應選擇白色產品。

襪子最好每日更換，保持清潔。

●應養成洗腳時順便檢查足部是否有異常的習慣

重點是隨時保持清潔，常用肥皂清洗腳趾縫隙。

此外，患者必須隨時注意足部有沒有香港腳、雞眼或繭等問題，注意皮膚顏色有沒有變化或者潰爛，以及指甲是否出現變形等狀況。

●指甲不可剪太深，也不要留長指甲

指甲太長容易變形，造成身體受傷。

此外，剪指甲時不要剪太深，最好和手指、腳趾前緣貼齊，並用指甲剪的磨刀磨平。

●選擇適合尺寸的鞋子

為了避免對足部造成過大負擔，應選擇穿進去之後腳尖還有活動空間的鞋子，不可穿得太緊。

此外，赤腳時避免穿拖鞋或高跟鞋，以免受傷。

●注意避免被電暖氣等家具灼傷

有神經病變的糖尿病患者，最好不要使用電暖氣，以免肌膚接觸被灼傷，造成危險。

●入浴時必須注意水溫與足部保養

入浴時應先確認熱水溫度是否合宜，腳再伸進去。

水溫過高對足部不宜，而且不可泡太久，以免皮膚泡漲。

此外，洗完腳後，為了避免腳底或腳趾乾燥，不妨使用保濕乳液進行保養。

感染症

高血糖狀態持續時，白血球作用能力下降，黴菌與細菌等病菌就容易對身體造成感染症。

所以，糖尿病患者必須注意、防範肺炎、支氣管炎、腸炎、皮膚感染和膽囊炎等感染症。

糖尿病患者身體免疫力下降，容易罹患健康人不容易罹患的MRSA（甲氧西林耐性黃色葡萄球菌感染症）、真菌症和結核病等。

所以，糖尿病患者必須做好血糖控制與清潔衛生工作。

主要感染症的症狀與解決方法

糖尿病惡化，容易罹患各種感染症。
以下介紹常見的感染症症狀與解決方法，糖尿病患者應認真參考。

	症　狀	對　應
尿路感染症 這是女性常見的感染症。尿道感染進一步造成膀胱炎和腎盂炎。糖尿病腎病變時，尿路感染問題會更加惡化，相當危險。	罹患膀胱炎之後，患者會有殘尿感、排尿疼痛、頻尿和尿液混濁等症狀。 罹患腎盂炎等症狀時，會出現腰痛、發燒等症狀。	有尿意時絕不可忍著不上廁所。 有神經病變的患者，應定時上廁所。 陰部清潔工作非常重要，必須保持乾淨。
上呼吸道炎、肺炎、肺結核 一般而言，糖尿病患者罹患感冒或拖得太久，容易引起支氣管炎與肺炎等疾病。	出現喉嚨疼痛、咳嗽、鼻塞等類似感冒的症狀。 嚴重時會有胸痛、呼吸困難等狀況。 若罹患結核，有時會咳血。	外出時最好提醒自己勤上洗手間。 單純感冒時，不要自己做判斷，隨便服用成藥，而應儘快就醫，接受醫師診斷與治療。
膽囊炎 糖尿病患者若有膽結石，容易出現膽囊炎。正接受人工透析的糖尿病患者，可能出現神經病變，此時就很容易罹患膽囊炎。	會出現上腹部疼痛現象，有時也會出現黃膽和發燒等症狀。	避免攝取脂肪含量高的食物及暴飲暴食。
皮膚感染症．腳部病變 糖尿病患者皮膚較薄或柔軟處容易出現香港腳或念珠菌症，進一步可能造成壞疽。	皮膚容易潰爛、搔癢和疼痛。 有時會有腳趾甲變形的狀況。	保持身體清潔，手腳清洗乾淨。

骨減少症

所謂骨減少症，是骨骼密度降低的症狀。

骨骼密度降低最常見的疾病就是骨質疏鬆症。最常罹患骨質疏鬆症的是停經後的女性，糖尿病所導致的骨減少症則與年齡高低和男女差別無關。

糖尿病多半會導致骨骼密度降低。雖然醫學研究還無法完全了解糖尿病致使骨骼密度降低的原因與機制，但血糖值控制明顯不佳的患者，骨骼密度會愈低。

所以，進行糖尿病疾病管理時，患者也必須攝取足夠的鈣質與維生素D等可成爲骨骼原料的營養素，以減少骨減少症的問題。

骨減少症的預防與治療

骨減少症的預防

●為了保持良好的血糖控制，必須適度限制食物攝取量。

●保持散步等運動習慣，適度地曬太陽。

●攝取含有足夠鈣質與維生素D的食品。

治療方法

治療方法方面，有的醫師會開立抑鈣素、異黃酮、維生素K_2等的活性劑維生素D劑處方。

●什麼是抑鈣素

這是一種可抑制骨骼溶出鈣質的藥劑，讓骨骼蓄積鈣質。

●什麼是異黃酮

這是可刺激提高雌激素這種女性荷爾蒙，刺激骨骼蓄積鈣質相關荷爾蒙分泌的藥物。

●維生素K_2

這是具有血液凝固作用的維生素，可促使身體形成必要的蛋白質製造骨骼。

併發症的Q&A

Q 健康檢查時發現血糖值較高，最近又有視力衰退的感覺，我是否已經罹患糖尿病併發症了？

A 近來民眾對於糖尿病併發症之一的糖尿病性視網膜病變的認識愈來愈完整，所以，許多糖尿病患者會懷疑自己視力變差，是否就是糖尿病性視網膜病變。

一般而言，糖尿病患者發病之後即使完全沒有治療，必須六到八年才會出現糖尿病性視網膜病變的併發症。所以，血糖值稍微偏高階段的糖尿病患者，還不必擔心是否已經罹患糖尿病性視網膜併發症。

相反的，老年人視力惡化，大多數原因是眼睛焦距調整能力減弱的老花眼，以及淚液分泌不足造成的眼睛疲勞，以及其他非糖尿病所導致的眼睛疾病。

若還是擔心，不妨接受眼科醫師診斷。

Q 我想了解糖尿病性視網膜併發症的初期症狀。

A 這種併發症沒有所謂的初期症狀。

糖尿病性視網膜併發症發病過程，簡單講就是糖尿病導致的高血糖狀態持續，漸漸的由細小血管集合而成的網膜血管出現阻塞和破裂狀況。

到這個階段，患者多半不會有明顯的自覺症狀，視力改變不大。

不過，前往眼科接受檢查，可能會發現部分網膜有小出血，這就是初期症狀。

這也就是爲什麼糖尿病治療，至少一年應做一次眼科健康檢查的原因。

當然，在醫師指導下持續治療糖尿病的人，不必特別擔心。反之，有糖尿病卻置之不理的人，若視力明顯衰退，可能就是已經罹患嚴重的糖尿病性視網膜併發症，而且若繼續惡化，甚至可能造成失明。

Q 我雖然是糖尿病患者，但血糖控制得良好，最近卻覺得腳尖常常麻木，這是糖尿病併發症嗎？

A 除非詳細檢查，否則無法在此狀況下斷定是否已經出現併發症。不過，如果兩隻腳都出現這種症狀，可能就不是糖尿病所導致的。

一般而言，許多人單腳腳尖麻木的主要原因是腰椎神經受到壓迫，因此，若麻木狀況長期持續，應考慮接受神經外科醫師診斷。手腳麻木的原因有很多種，有的人是做了各種檢查才發現原因。

若手部或腳部突然麻痺無法動彈，很可能已經罹患腦中風，必須立刻就醫。

Q 聽說有些人因糖尿病併發症惡化，必須切除大腿，這是真的嗎？

A 這是眞的。不過，近年來因健康檢查等制度以及糖尿病治療方法改進，大多數糖尿病患者都能在症狀惡化之前就開始治療，因此，糖尿病併發症惡化到被迫截肢的人已經非常少了。

高齡者罹患糖尿病若長年不加以治療，確實容易出現神經病變，導致腳部受傷也沒有感覺，最後則形成肌肉壞死，只能用切除患部的方法治療。

切除腳部對於患者而言當然痛苦，糖尿病患者應認眞接受治療，不可偷懶馬虎。

Q 如何才能避免糖尿病患者出現糖尿病壞疽併發症？

A 糖尿病壞疽是常見的糖尿病併發症，要解決這個問題，必須根本治療糖尿病，控制血糖值。患者若能定期接受醫師診斷，進行治療，應該就不會罹患糖尿病壞疽。

不過，如果糖尿病惡化，出現神經病變等併發症，足部等部位受傷就可能會被患者忽略，情況惡化的話，可能化膿進而造成壞疽。

因此，根本的解決之道是，糖尿病患者應保持足部清潔，注意是否受傷。神經病變的患者即使身體有傷口也可能沒有感覺，這是必須特別注意的問題。

所以，糖尿病神經病變患者應讓家人以及周遭親友知道自己受傷而無法察覺的問題，請他們幫忙注意。

糖尿病患者免疫力多半會降低，受傷一定得就醫。若認爲只是小傷口就放著不管，很可能導致難以收拾的嚴重後果。

Q 有效控制血糖值就可改善糖尿病併發症嗎？

A 不一定，還得看併發症嚴重的程度。有些併發症輕微，控制血糖值就可改善，但有些則無法改善。

有些糖尿病併發症嚴重到一定程度，就很難復原。比如，糖尿病性視網膜併發症的初期階段，可以靠降低血糖值和控制血糖改善病情。但若已經惡化，即使血糖值下降，還是必須進行藥物治療或者實施手術。此外，罹患糖尿病性視網膜併發症這類疾病時，戒菸、血壓、肥胖與高血脂症的管理，也都很重要。

爲了避免糖尿病出現併發症，患者必須實施飲食療法與藥物療法，保持良好的血糖控制。

Q 聽說糖尿病患者罹患心肌梗塞的機率相當高，請問大概占多少比率？

A 目前沒有這方面精確統計數字，不過，大體上糖尿病患者罹患心肌梗塞的機率，和曾經罹患心肌梗塞者再發的機率差不多。

曾經罹患心肌梗塞者再發的

機率相當高，因此，糖尿病患者發生心肌梗塞的危險性相對而言也很高。

日本相關醫學統計顯示，糖尿病患者死亡原因中，約有四成是血管病變所致。

所以，血糖值高的人必須小心，以避免引起心肌梗塞等血管病變。因此，養成良好的生活習慣非常重要。

Q 聽說糖尿病患者容易罹患感染症，是真的嗎？

A 是真的。血糖值過度升高，人體白血球與淋巴球作用能力就會減弱。於是，平常容易加以擊退、殺死的細菌，變成無法與之對抗。

糖尿病患者必須確實控制血糖值，養成良好的生活習慣，保持正常免疫力。

Q 被診斷罹患糖尿病之後，我持續進行飲食療法與運動療法，最近卻發現勃起能力降低，請問糖尿病是否可能導致陽萎？

A 糖尿病恐怕不是陽萎的主要原因。

過去有段時期，民眾盛傳罹患糖尿病一定會導致陽萎。當然，糖尿病惡化若出現糖尿病性神經病變，就可能造成勃起障礙。但事實上，糖尿病患者連續好幾年沒有治療，才會出現這種症狀。反之，確實地實施飲食療法和運動療法，並且有效控制血糖值的輕症糖尿病患者，並不至於有這種問題。

勃起障礙也可能是生活或工作壓力所致，年紀大了也容易出現這種現象，原因相當多，最好請教主治醫師，必要時得接受專門醫師診斷。

Q 報紙廣告有種可降血糖的健康食品，我想買來食用，但主治醫師不贊成。長期的飲食療法讓我感到疲累，而我又不喜歡運動，因此我想了解健康食品是否對改善糖尿病的病情有幫助？

A 健康食品其實有些相當危險，這點民眾必須有所了解。若無論如何想買來食用，最好還是和主治醫師討論。

廣告通常會寫得很神奇，但糖尿病患者還是應該按部就班進行飲食療法與運動療法，對改善病情最有效。

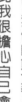

Q 聽說長時間看電視的人容易罹患糖尿病，真的嗎？

A 美國一份針對2型糖尿病患者（肥胖者）生活習慣的研究顯示，習慣長時間看電視的人，肥胖以及罹患糖尿病的危險性相當高。

數據顯示，每天看電視的時間增加二小時，2型糖尿病發病機率提高十四%。反之，每天站立或運動二小時的人，糖尿病發病機率減少十二%。

道理很簡單，長時間坐著看電視的人，容易運動不足而過度肥胖。因此，爲了追求健康，最好減少看電視等坐著不動的時間，而從事散步等運動。

Q 外子被診斷罹患糖尿病，而我們的飲食習慣完全相同，因此我很擔心自己會不會也罹患糖尿病？

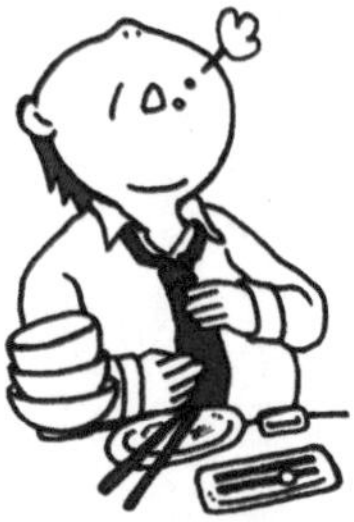

A 根據英國某醫院進行的研究，配偶罹患2型糖尿病的人，和配偶沒有罹患2型糖尿病的人，糖尿病致病率明顯不同。

更精確地講，配偶是2型糖尿病的人，比配偶不是2型糖尿病患者的人，罹患糖尿病機率多出一倍。

原因很簡單，夫妻可能有類似的生活習慣，所以容易患有這類相同的疾病。因此，糖尿病這種「生活習慣病」，預防工作最重要的就是改善飲食方法與生活習慣，定期做糖尿病健康檢查。

Q 我工作過度繁忙或焦慮不安時，會不小心飲食過度，該如何改善？

A 一般而言，壓力太大時容易飲食過度的人，女性比男性還多。

日本厚生省做過一份調查顯示，七%的男性壓力太大時容易飲食過量，女性則高達十八%。

所以，壓力太大時，不妨以運動減壓。

只要散步二十分鐘，就可讓緊張的情緒鬆弛下來。

Q 最近我的皮膚常常紅腫，甚至發疹，雖然沒有那麼癢，但我懷疑是否已經罹患糖尿病？

A 這種可能性不是沒有。容易導致皮膚發癢的溼疹以及皮膚搔癢症，都是糖尿病的併發症。

還有一些皮膚相關的糖尿病併發症，比如口內炎、齒肉炎、念珠菌症、細菌感染症等，發現類似症狀，應立刻前往皮膚科進行診斷。

預防的方法是，洗澡時，特別是泡澡時，溫度不要超過四十度，也不要用力摩擦皮膚，以免愈擦愈癢。

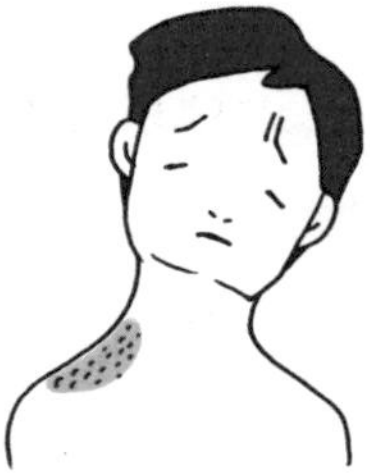

Q 請問糖尿病患者是否須定期做身體檢查？患者本人應注意什麼？家屬又該提供哪些協助？

A 糖尿病患者一定要定期回醫院檢查，並且定期全身體檢，以便早期發現可能的併發症問題。

糖尿病患者的飲食原則是控制熱量、高纖、低糖、低油，不可暴飲暴食，如有服藥或注射胰島素，更要定時定量地做好飲食控制。

爲了延緩併發症的發生，固定運動、自我血糖監測都應學會。

除此之外，患者本身要學會及早反應不適的症狀，家人也要學會觀察，以便及早因應。

十六劃

腎上腺素……26・176
腎移植……204
腎不全……28・200
腎硬變症候群……200
遺傳……11・46
糖化血色素檢查……78
遵從（compliance）……172
磺醯尿素類藥物（SU藥）……143
隨時血糖值……75
蕁麻疹……163
遲效型胰島素製劑……152
糖類吸收延遲劑……147
糖代謝……25
糖尿病患卡……181
糖尿病時建議表（飲食清單）……94
糖尿病性眼合併症……193
糖尿病酮酸中毒症……177
糖尿病性昏迷……38・194
糖尿病性神經障礙……16・206
糖尿病性腎症……85・200
糖尿病性視網膜病變……19・170・196・214
糖尿病預備軍（邊界型）……12

十七劃

醛糖還原酵素抑制劑……19・160
膽固醇……179
隱性肥胖……64
壓力……13・20・50・51・117
總攝取熱能……90

十八劃

顏面神經麻痺……194
雙弧類藥物（BG藥）……146・163

十九劃

類固醇糖尿病……39
類固醇藥（副腎皮質賀爾蒙藥）……36
藥物性低血糖昏迷……182
藥物療法……58・140

二十劃

壞疽……211・215
寶特瓶症候群……143
繼發性糖尿病……36
蘋果型肥胖……54

二十一劃

蘭氏小島……24

二十三劃

體脂肪率……55

其他

BMI（身體質量指數）……55
BG藥（雙弧類藥物）……146・163
cainositor……173
CAPD（腹膜透析）……204
C縮氨酸檢查……79
EB病毒……50
GI值……100・101・102
IDDM（胰島素依賴型糖尿病）……34
I型糖尿病……36・38
NIDDM（胰島素非依賴型糖尿病）……34
SU藥（磺醯尿素類藥物）……143
X症候群……57
α葡糖支鏈酶抑制劑……147
2型糖尿病……36・40

胰島素分泌刺激劑……143・162
胰島素療法……150
胰性糖尿病……33
胰島素增敏劑……146
胰島素阻抗症候群（代謝症候群）……57
胸部X光檢查……83・84
振動覺檢查……83
脈序律膠囊……18

十一劃

強化胰島素療法……167
速效型胰島素製劑……152
速效型胰島素分泌促進劑
（苯荃丙氨酸誘導体）……143
混合型胰島素製劑……152
細胞巨化病毒……50
麻疹病毒……50
問診……68
眼底檢查……82・84
眼底出血……193
脫水……22
軟性飲料酮過剩症……143
視網膜剝離……29
動脈硬化……16・42・83・210
補食……94
荷爾蒙與細胞激素……57

十二劃

無針注射器……159
無氧運動……120・135
無自覺性低血糖……178
飲食療法……88
飲食清單（糖尿病時建議表）……94
單一遺傳基因異常……49
單一性神經障礙……201
單純網膜症……28・198
陽萎（ED）……217
葡糖血蛋白……80
葡糖血蛋白檢查……79
減肥……186
超速效型胰島素製劑……152
筆型注射器……155

十三劃

酮酸中毒……38・194
酮過剩症……50・143
酮性昏迷……39
酮體……38
過敏反應……163
感染症……17・29・212・217
運動療法……116・187
腫瘍壞死因子 α……57
微量白蛋白尿……192
葡萄糖……162
葡萄糖負荷試驗……76
腹膜透析（CAPD）……204

十四劃

碳水化合物……110
維生素B_{12}……19
慢性合併症……194
厭食劑（Mazindol）……58

十五劃

儉約遺傳基因假說……46
增殖網膜症……29・198
適當熱能攝取量……89
標準體重……59
德國麻疹病毒……50

尿蛋白檢查……84
尿糖檢查……72
尿毒症……200・202
尿酮體試紙……80
抗憂鬱藥……19
系球體硬化症……200
吸入式胰島素……159
低胰島素節食……106
低血糖……111・176・183
低血糖昏迷……177

八劃

空腹時血糖值……74
青光眼……189
注射器……155
果糖胺……80
拉格那梗塞……204
知覺檢查……83・84
乳酸中毒……146
乳酸菌製劑……18
阿奇里斯腱反射檢查……83・84
免疫……39
肥胖……52・62
肥胖度……55
肥胖藥……58

九劃

科沙奇B4病毒……50
洋梨型肥胖……57
苯荃丙氨酸誘導体
（速效型胰島素分泌促進劑）……143
指甲花紋……17
持效型胰島素製劑……152
食品代換表……90
食物纖維……61・95
急性合併症……189・194
神經障礙……83
神經傳導速度檢查……83
香煙……20・183
耐糖能降低……41
勃起障礙……217
前增殖網膜症……29・198

十劃

酒精……97
酒精性低血糖……97
病毒感染……50
缺血性心臟病……40
高血壓……209
高血糖高浸透壓性昏迷……176
高脂血症……196
高中性脂肪症……199
浮腫……16
流行性腮腺炎……50
脂肪肝……199
骨減少症……212
副作用……162
特定保健用食品……95
特發性1型糖尿病……38
脂肪細胞素……57
胰島素……26・77
胰島素依賴型糖尿病……34
胰島素感受性……37
胰島素感受性試驗……80
胰島素拮抗荷爾蒙……176
胰島素自己注射……157
胰島素製劑……152
胰島素抗性……37・53・167
胰島素抗性改善劑……146・162
胰島素非依賴型糖尿病……34

索引

一劃

一・五脫水山梨糖醇……79

二劃

人工透析……204

三劃

口服藥……142
三大合併症……28・194

四劃

不遵從（non-compliance）……172
水果……98
升糖素……26・176
牙周病……18
心肌梗塞……216
心電圖檢查……84
心跳變動測定……84
中間型胰島素製劑……152
分食（少量多餐）……94
內臟脂肪型肥胖……54

五劃

白癬……17
外眼肌肉麻痺……194
外食……109
外科療法……58
皮質醇……26
皮下脂肪型肥胖……54
生活習慣病……40・68・184
代謝症候群（胰島素阻抗症候群）……57
末梢神經障礙……206
民間療法……172

六劃

早起常見的現象……178
早期腎症……192
有氧運動……120・135
合併症……28・32・82・160・192
行為療法……58
血液透析……204
血中脂質檢查……84
血中原胰島素……80
血糖……24
血糖檢察……74
血糖自己測定……81・159
血糖上升係數（GI值）……101
血糖值……25・79
血色素A_{1C}……80・86
血色素A_{1C}檢查……78
自覺症狀……8
自己免疫性1型糖尿病……39
自由基……48
多因子遺傳……48
多發性神經障礙……200
肌肉萎縮……194

七劃

走路……124
妊娠糖尿病……36・70
尿酮體檢查……79

國家圖書館出版品預行編目資料

糖尿病／赤沼安夫監修；蕭志強譯. -- 初版.
-- 臺北縣新店市：世茂，2006 [民 95]
面； 公分. --（生活保健室；C32）

ISBN 978-957-776-794-3（平裝）
ISBN 957-776-794-X

1. 糖尿病

415.85　　95015498

本書中所提供的資訊與方法並非要取代正統的醫療程序，因個人體質、年齡、性別、特殊病史等各異，若您有任何身體上的不適，我們建議您應優先請教專業的醫護人員。

糖尿病

監　　修／赤沼安夫
譯　　者／蕭志強
責任編輯／劉芸蓁
封面設計／莊士展
特約編輯／戴嘉宏
出 版 者／世茂出版有限公司
地　　址／（231）新北市新店區民生路 19 號 5 樓
電　　話／(02) 2218-3277
傳　　真／(02) 2218-3239（訂書專線）・(02) 2218-7539
劃　　撥／19911841
單次郵購總金額未滿 500 元（含），請加 50 元掛號費
世茂酷書網書店／www.coolbooks.com.tw
製　　版／辰皓國際出版製作有限公司
印　　刷／長紅彩色印刷公司

初版一刷／2006 年 10 月
五刷／2013 年 5 月

定價／280 元

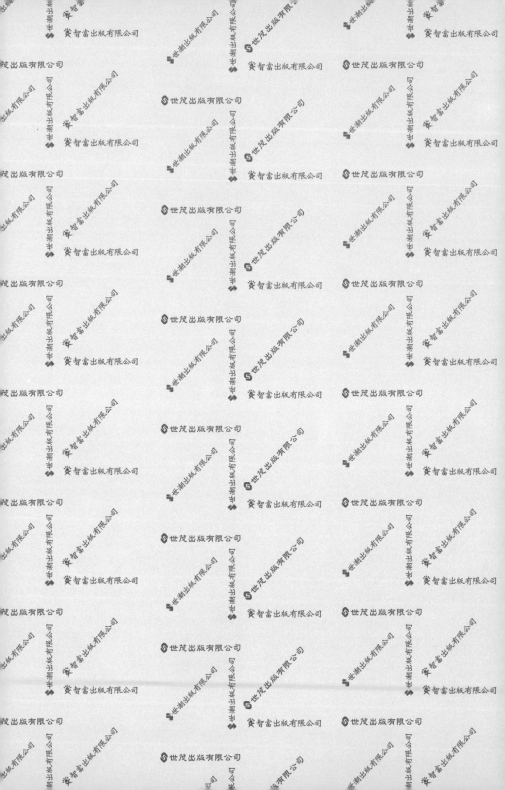

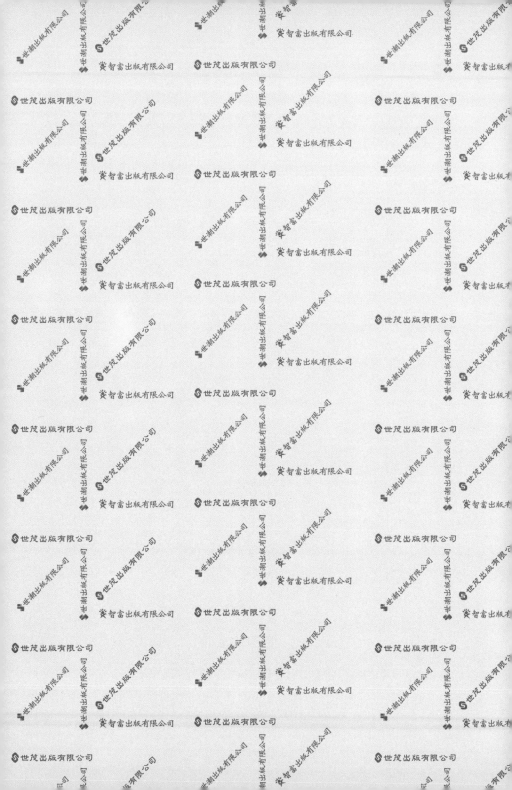